腺がんです

がんは、大きく3つに分けられる

日本人の死因のトップで、生涯のうちに約2人に1人は罹患《りかん》し、3人に1人は亡くなるという「がん」。がんは、「悪性新生物」「悪性腫瘍《しゅよう》」ともいわれ、大きく分けると3つの顔があります。

臓器の上皮細胞(体の表面を覆う表皮、内臓の内腔面の粘膜や腺などの細胞)にできる「癌腫《がんしゅ》」、骨や筋肉など上皮以外の組織にできる悪性腫瘍である「肉腫」、「造血器がん(血液のがん)」です。まれに、ひとつの腫瘍の中に癌腫と肉腫がまじっているものもあります。発生する頻度は癌腫が最も多く、悪性腫瘍の60%を占めています。

消化器にできる癌腫は、器官の粘膜の表面に生じる「扁平《へんぺい》上皮がん」と、内臓の粘膜にある分泌物を出す腺《せん》細胞にできる「腺がん」に分かれます。大腸がんは圧倒的に癌腫が多く、中でも腺がんが多く発生します。

がん発生のメカニズム

人の体は60兆個の細胞からできています。その1%、約6000億個の細胞は古くなって老廃物となり、新たな細胞が生まれます。新たな細胞は細胞分裂しながら遺伝子もコピーしますが、コピーミスが生じ、無限に増殖する異常な細胞になることがあります。それが「がん細胞」の始まりです。

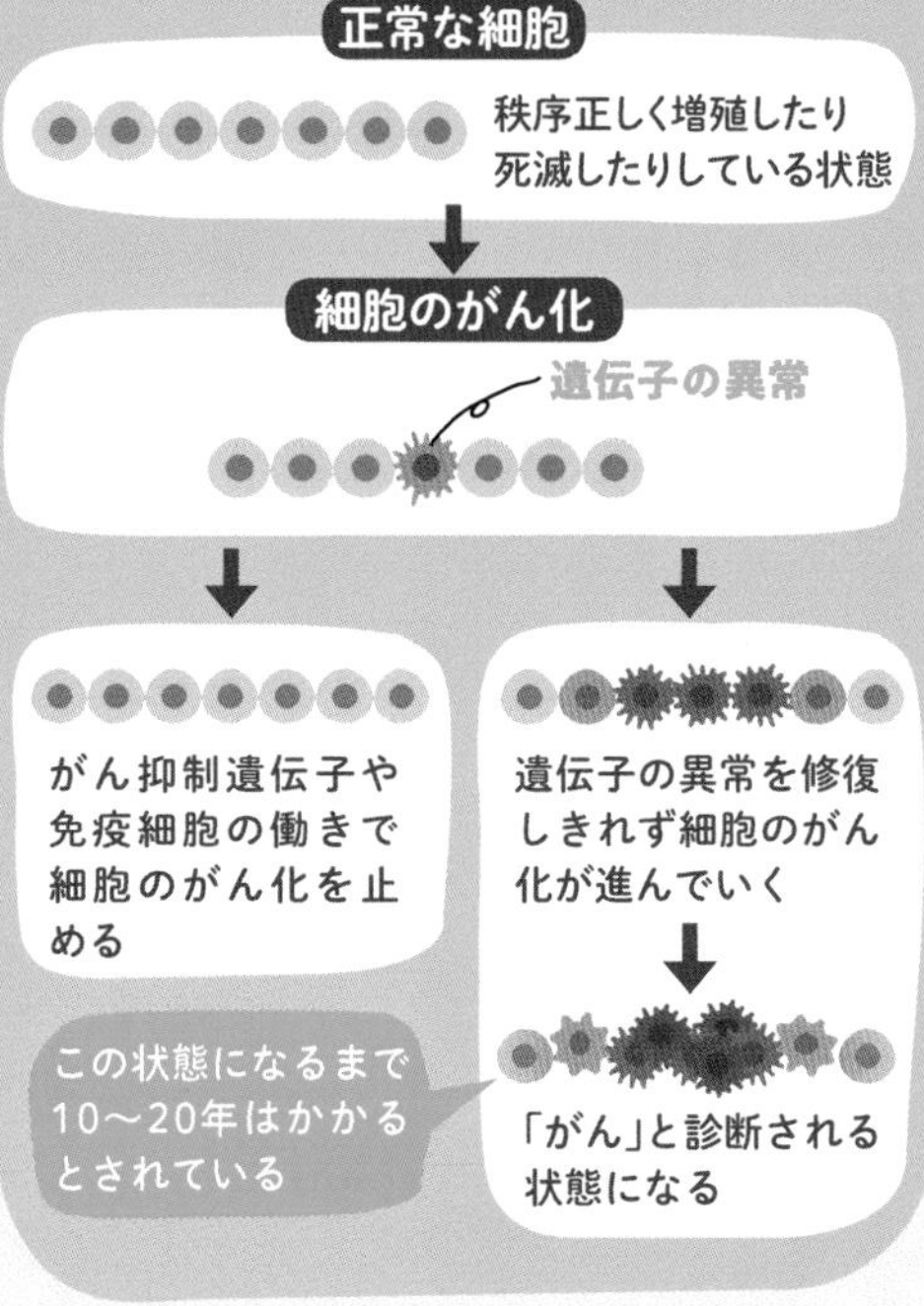
正常な細胞
秩序正しく増殖したり
死滅したりしている状態
細胞のがん化
遺伝子の異常
がん抑制遺伝子や
免疫細胞の働きで
細胞のがん化を止
める
遺伝子の異常を修復
しきれず細胞のがん
化が進んでいく
この状態になるまで
10〜20年はかかる
とされている
「がん」と診断される
状態になる

大腸は、「結腸」と「直腸」に分かれます

全長10mある消化器の最後尾

人が摂取した食べ物を、消化・吸収し、排泄する働きを担うのが消化器です。大腸は、全長10mほどもある長い消化管の最後尾にあります。胃、小腸に続いて、盲腸、上行結腸、横行結腸、下行結腸、S状結腸、直腸、肛門管という順に並んでおり、大きく「結腸」と「直腸」に分けられます。大腸の断面は、内側から粘膜、粘膜筋板、粘膜下層、固有筋層、漿膜下層、漿膜という6つの層になっています。

大腸の働きは、交感神経と副交感神経によって調整されています。直腸の周囲には、排便や排尿、性機能を支配する交感神経・副交感神経のネットワークができています。

食べ物の残りかすを便にして貯留する

食べ物は胃で分解されて、その栄養素の90%が小腸で吸収されます。大腸では、食物繊維の発酵や一部の栄養素と水分の吸収が行われ、消化・吸収された食べ物の残りかすが固まって便となります。便は大腸のぜん動運動によって直腸に送られて貯留され、食後24~72時間で肛門から排泄されます。

大腸には、「食べ物の残りかすを便にする」「便を貯留する」という2つの働きがあります。さらに、腸内細菌の働きも特徴的です。大腸には、約500種類、100兆個以上の腸内細菌が生息しています。腸内細菌には、「善玉菌」と「悪玉菌」があります。

善玉菌は、消化・吸収を助ける、腸粘膜の細胞を活性化する働きがあり、免疫力を高めます。悪

大腸の構造と大腸の断面

がんができやすいのは便を貯留するS 状結腸と直腸

大腸がんは、結腸と直腸にできるがんの総称です。大腸がんのうち、約4割は直腸がん、2割強がS状結腸がんで、大腸がんの6割は肛門に近い部位にできます。これは、S状結腸と直腸に固形便がとどまることが多く、便との接触が長く刺激を受けているためと考えられています。女性は、盲腸から横行結腸にかけてがんができやすい傾向があり、女性に便秘が多いことが関係しているともいわれています。

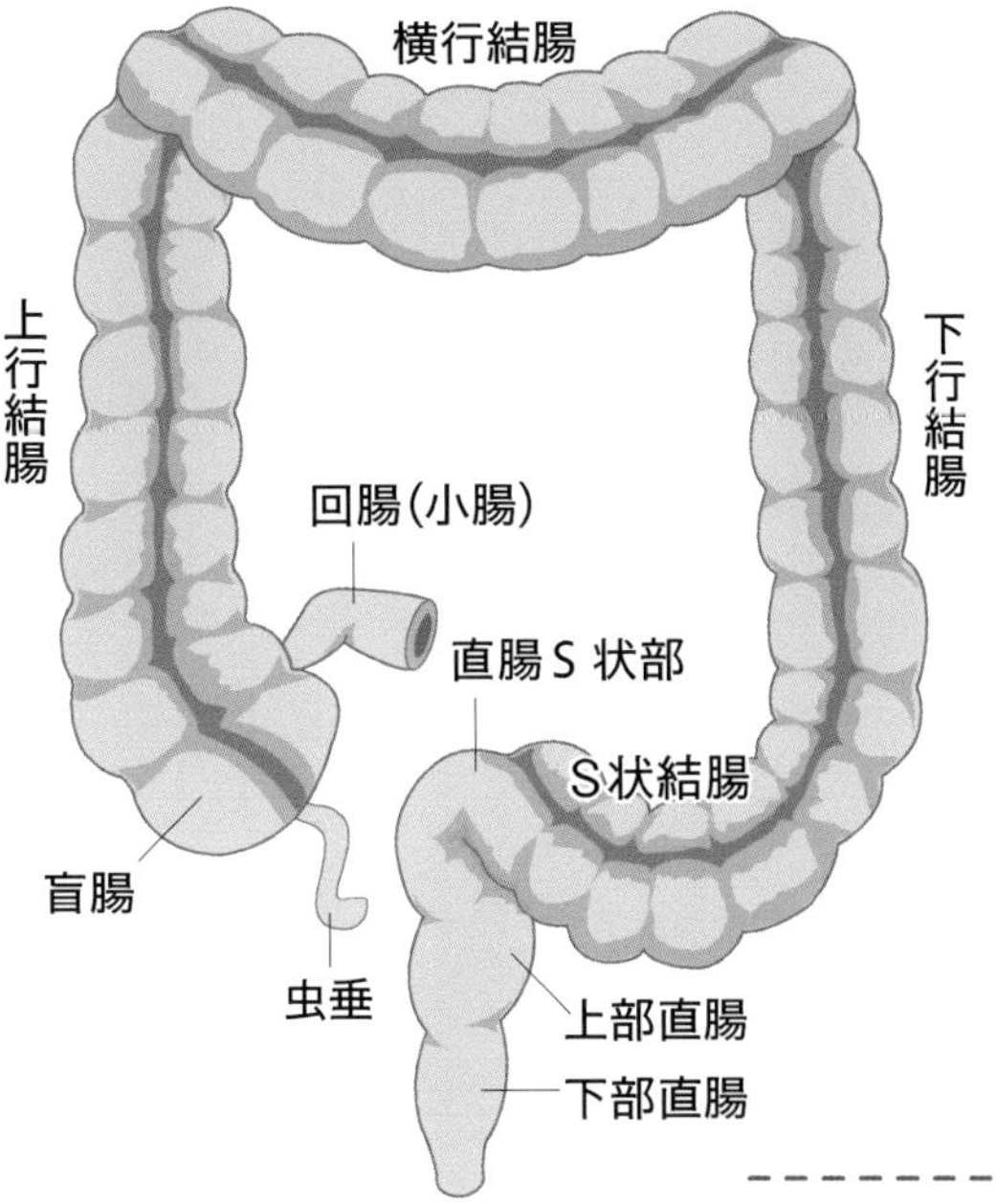

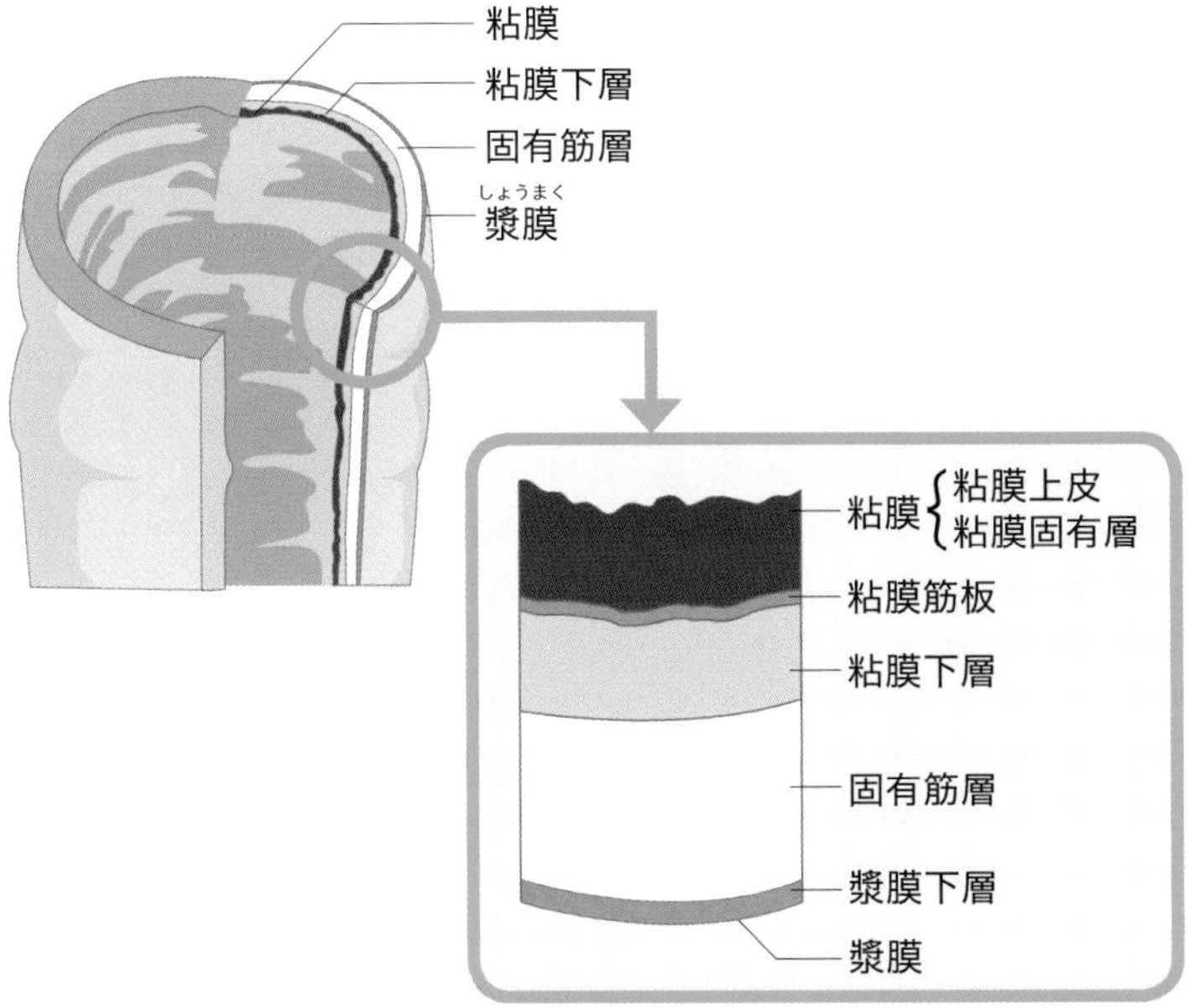

玉菌は、アンモニアや硫化水素などの有害物質をつくり、その毒は腸の粘膜から吸収されて血液を汚染し、全身に流れます。

大腸がんには「ポリープ型」と「デノボ型」があります

大腸がんといっても、発生した部位、発生の仕方、肉眼でみた形、細胞の性質（組織型）などで、さまざまに分類されます。

発生した部位別では、大きく「結腸がん」と「直腸がん」に分けられます。

発生の仕方では、大腸の粘膜にポリープができて、何らかの刺激によってがん化した「ポリープ型早期がん」と、正常な大腸の粘膜に直接がんができる「デノボがん」があります。ポリープとは、キノコやイボのように盛り上がった腫瘍で、多くは良性ですが一部にがんになる腺腫があります。

デノボがんは、早期に進行がんになりやすい

ポリープ型早期がんより、デノボがんは早期に進行がんになりやすく、転移のスピードも早いといわれています。肉眼的にみると平坦で、「表在型（表面型）」（6ページ図参照）に入ります。

大腸がんはおとなしくて治りやすい？

あらゆる部位のがんと比較して、大腸がんは、おとなしく、治りやすいがんといわれています。早期に発見すれば、内視鏡や手術（外科治療）による切除で、ほぼ100％完治するがんだからです。また、進行していても、進行の程度が軽い場合や、肝臓や肺に遠隔転移している場合でも、手術で切除できれば、治ることが期待できます。

大腸がんの治療成績を示す「5年生存率」は、左下の表のとおりです。部位別にみれば、結腸がん、直腸がんともに、ステージ0では5年生存率、

さらに8年生存率も100%といわれています。この数値からみても、大腸がんは治りやすいがんとみなしてよいでしょう。

ポリープ型早期がんとデノボがん

ポリープ型早期がん

大腸の粘膜にポリープができて、何らかの刺激によってがん化したもの

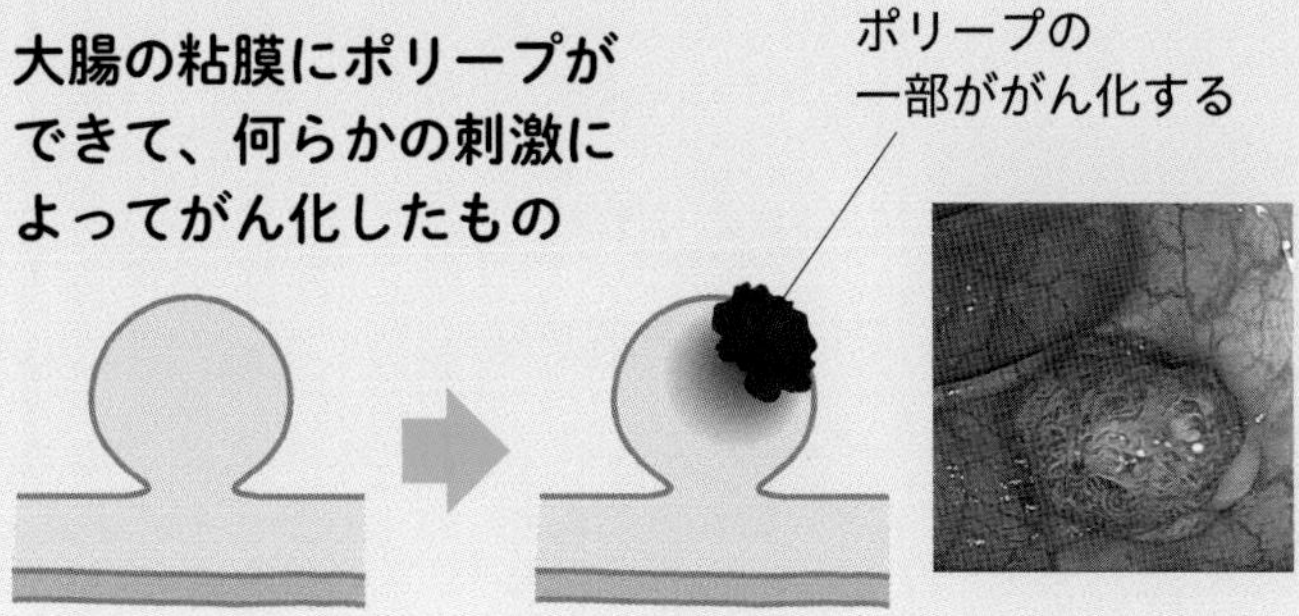

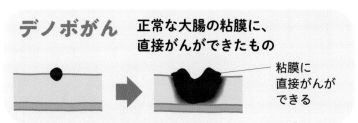

デノボがん

正常な大腸の粘膜に、直接がんができたもの

大腸がんの5年生存率

臨床病期	進行の程度	5年生存率(%)
ステージⅠ	がんが大腸の壁(固有筋層)にとどまるもの	92%
ステージⅡ	がんが固有筋層の外まで浸潤しているが、リンパ節転移のないもの	85%
ステージⅢ	リンパ節転移があるもの	結腸がん 72%、直腸がん 63%
ステージⅣ	肝臓・肺・腹膜などへの遠隔転移があるもの	19%

※（大腸癌研究会の集計による）

大腸がんの肉眼的分類

大腸がんは見た目の形により、0型～5型に分類されています。

0型～表在型

早期がんのタイプ。粘膜または粘膜下層までにとどまっています。隆起型と表面型があります。

隆起型

有茎型　亜有茎型　無茎型

表面型

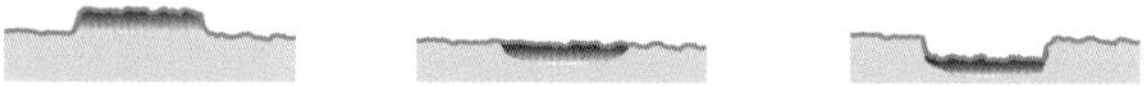

表面隆起型　表面平坦型　表面陥凹型

1型～腫瘤型

腫瘍全体が塊になっている状態で、腸の内側に出っぱっています。

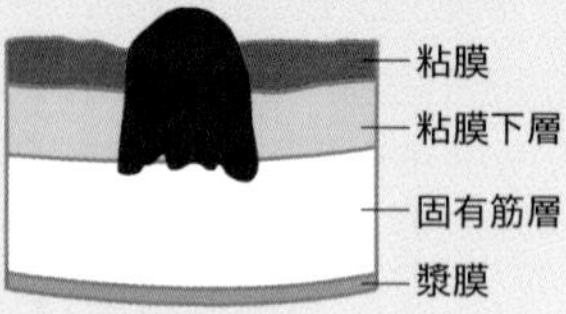

2型～潰瘍限局型

腫瘍の中央がへこんでおり、盛り上がりとの境界がはっきりしています。

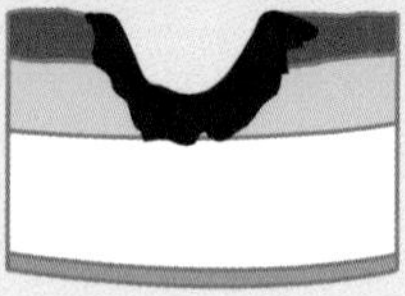

3型～潰瘍浸潤型

2型に比べて、正常な粘膜との境界がはっきりしない部分があります。

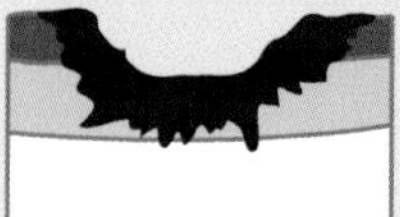

4型～びまん浸潤型

がんが周囲に不規則に広がっています。スキルス型と呼ばれることもあります。

5型～分類不能

いずれにも属さない、分類不能のものです。

家族性の大腸がんには2つのタイプがある

大腸がんは、「遺伝」によって発生することがあります。統計上、大腸がんの罹患者の5～7％は、同一家系内に大腸がんになった人がいるといわれています。遺伝によって発生する代表的な大腸がんは、「家族性大腸ポリポーシス（家族性大腸腺腫症）」と「リンチ症候群（遺伝性非ポリポーシス大腸がん）」です。

家族性大腸ポリポーシスは、若いころから大腸全域に100個以上のポリープが発見されるのが特徴です。腺腫といわれる良性のポリープですが、放置するとがん化するとされています。大腸以外にも、胃や十二指腸の多発性ポリープやがん、甲状腺乳頭がんなどの発症がみられることもあります。

リンチ症候群は、生まれながら持っている遺伝子の変異によって起こり、大腸がんや子宮内膜、卵巣、胃、小腸、尿管がんなどの発症リスクが高まる疾患です。特徴として、家系内に少なくとも3人のリンチ症候群に関連したがん（大腸がん、子宮体がん、小腸がんなど）が認められます。そのうちの1人は親やきょうだいであり、二世代にわたって発症し、50歳未満で診断されている場合は、リンチ症候群である可能性が高いといえます。

リンチ症候群の診断

遺伝性大腸癌診療ガイドラインでは、リンチ症候群が疑われる人を、3つのステップにより診断することが推奨されています。最初に行われるスクリーニングのひとつが、アムステルダム基準Ⅱを満たすかどうかの確認です

アムステルダム基準Ⅱ

血縁者が3名以上、HNPCC関連がん（大腸がん、子宮内膜がん、小腸がん、腎盂・尿管がん）に罹患しており、かつ、以下のすべての条件に合致していること。

1)罹患者の1名は他の2名の第1度近親者であること
2)少なくとも継続する2世代にわたり罹患者がいること
3)罹患者の1名は50歳未満で診断されていること
4)家族性大腸腺腫症が除外されていること
5)がんが、病理検査により確認されていること

「進行度（病期）」と「細胞の顔つき（悪性度）」

深さ、リンパ節転移、遠隔転移 3つの条件で病期を判定

大腸がんの治療法を選ぶうえで重要なのが、がんの進行度です。進行度は、画像検査や病理検査などさまざまな方法で得られた情報をもとに、深達度（T）、リンパ節転移の有無と個数（N）、遠隔転移の有無と個数（M）という3つの条件から判定され、「病期」として分類されます。病期は、がんの進み具合や広がり、転移などをあらわしています。

中でもがんの深達度は、粘膜に発生したがんが、腸管のどのくらい深く潜っているのかを示す重要な指標です。数字が大きくなるほど、奥深くまで広がっていることを示しています。

大腸がんの深達度

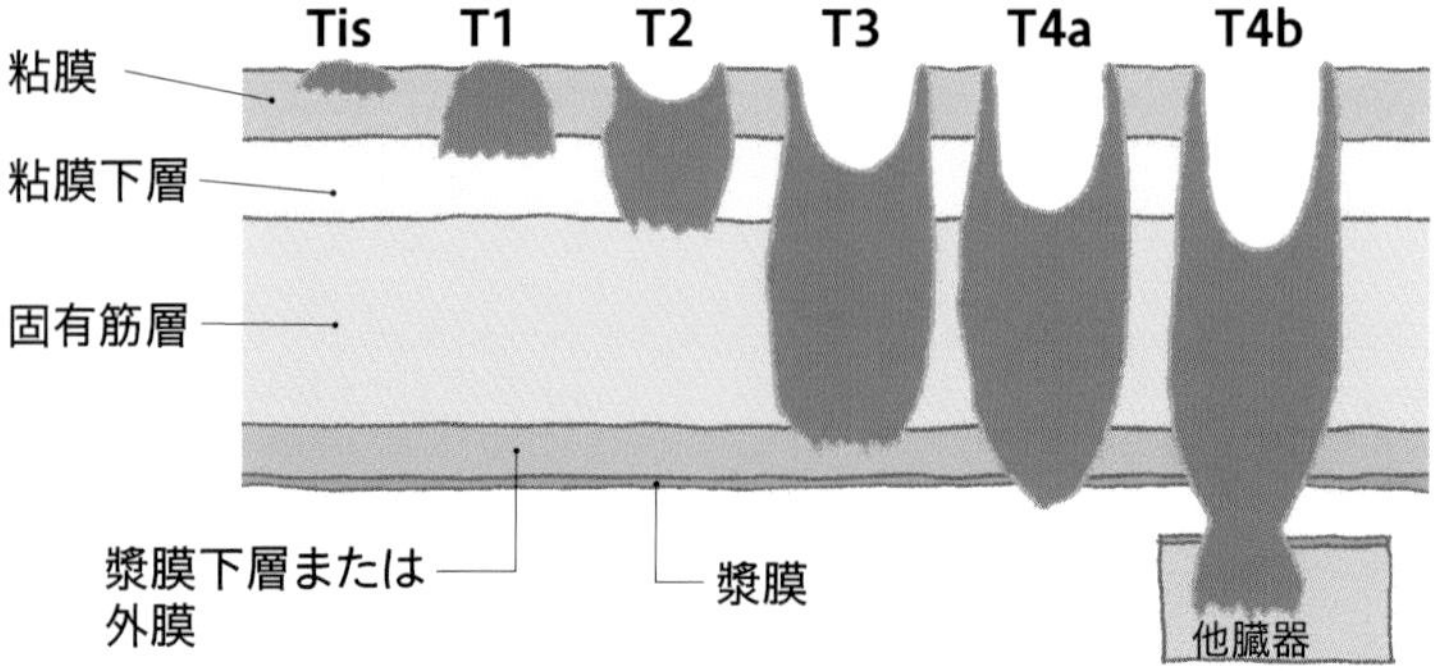

Tis ：がんが粘膜内にとどまり、粘膜下層に及んでいない
T1 ：がんが粘膜下層までにとどまり、固有筋層に及んでいない
T2 ：がんが固有筋層まで浸潤し、これを越えない
T3 ：がんが固有筋層を越えて浸潤している
　　漿膜を有する部位では、がんが漿膜下層までにとどまる
　　漿膜を有しない部位では、がんが外膜までにとどまる
T4a：がんが漿膜表面に露出している
T4b：がんが直接、他臓器に浸潤している

※転移の有無にかかわらず、Tis、T1を早期がんとする

大腸がんの病期の分類法

大腸癌取扱い規約による病期（ステージ）分類

遠隔転移		MO				M 1		
						M1a	M1b	M1c
リンパ節転移		NO	N1 (N1a/N1b)	N2a	N2b,N3	Nに関係なく		
壁深達度	Tis	0	−					
	T1a	Ⅰ						
	T1b	Ⅰ						
	T2			Ⅲb				
	T3	Ⅱa				Ⅳa	Ⅳb	Ⅳc
	T4a	Ⅱb						
	T4b	Ⅱc		Ⅲc				

参考　大腸癌研究会編『大腸癌取扱い規約』（第9版）金原出版、2018年

進行度は、壁深達度（T）、リンパ節転移（N）、遠隔転移（M）の、TNM因子に基づいて決まる。大腸がんの進行度は、0〜Ⅳ期に分類され、各進行度に応じた治療を検討する。

N因子

NX	リンパ節転移の程度不明
NO	リンパ節転移を認めない
N1	腸管傍リンパ節と中間リンパ節の転移総数が3個以下 N1a　転移個数が1個 N1b　転移個数が2~3個
N2	腸管傍リンパ節と中間リンパ節の転移総数が4個以上 N2a　転移個数が4~6個 N2b　転移個数が7個以上
N3	主にリンパ節に転移を認める。下部直腸がんでは主リンパ節および/または側方リンパ節に転移を認める

M因子

MO	遠隔転移を認めない
M1	遠隔転移を認める
M1a	1臓器に遠隔転移を認める（腹膜転移は除く）
M1b	2臓器以上に遠隔転移を認める（腹膜転移は除く）
M1c	腹膜転移を認める M1c1　腹膜転移のみを認める M1c2　腹膜転移およびその他の遠隔転移を認める

国際的に知られる「TNM」分類

大腸がんの病期の分類法には、「デュークス分類」や「TNM分類」、国内で用いられる、大腸癌研究会の「大腸癌取扱い規約（ステージ分類）」の3つがあります。

国際的には、国際対がん連合（UICC）によって定められた「TNM」分類がよく知られています。視診、触診、X線検査などの検査所見から、「T（原発巣の大きさと深達度、T0からT4までの段階に分けられる）」「N（リンパ節への転移、N0からN3までの段階に分けられる）」「M（遠隔転移の有無、遠隔転移がなければM0、あればM1）」を指標として、ステージ0、ステージⅠ、ステージⅡ、ステージⅢ、ステージⅣの病期に分類されます。

温和な大腸がんにもタチの悪い種類がある

がん細胞にも良性と悪性など、さまざまな〝顔つき〟があります。これは「悪性度」と呼ばれ、通常「分化度」であらわされます。形や働きが未熟な細胞が成熟していくプロセスを「分化」といい、その度合いが「分化度」です。

がん細胞は、細胞が分化する過程で発生します。正常細胞の形に、より近いものを「よく分化した細胞のがん、分化型のがん／高分化がん」と呼び、増殖力が弱くて進行が遅いとされています。

一方、正常細胞の形から形状がかけはなれている、未熟な段階のものを「分化していないがん、低分化がん」、元の細胞の判別がつかないものを「未分化がん」と呼びます。これらは、増殖力があり進行が速く悪性度が高いとされます。大腸がんは分化型のがんが多く、一般に温和ながんといわれています。ところが、中には進行の速いタチの悪い種類があります。

早期がんでも、進行や転移スピードが速いことが

大腸がんには、ポリープの一部ががん化したものと、粘膜に直接できる平坦ながんの「デノボがん」があると述べました。このデノボがんには、粘膜下層までにとどまる早期がんのケースが多くみられます。見た目には早期がんでも、悪性度が高く、進行や転移のスピードが速いのが特徴です。

また、「スキルス型大腸がん」(硬性がん、がんがまとまった形にならずに広がっていくタイプ)という特殊ながんは、進行のスピードがとても速く悪性度が高いがんです。100人に1人みられるかどうかという珍しいがんです。

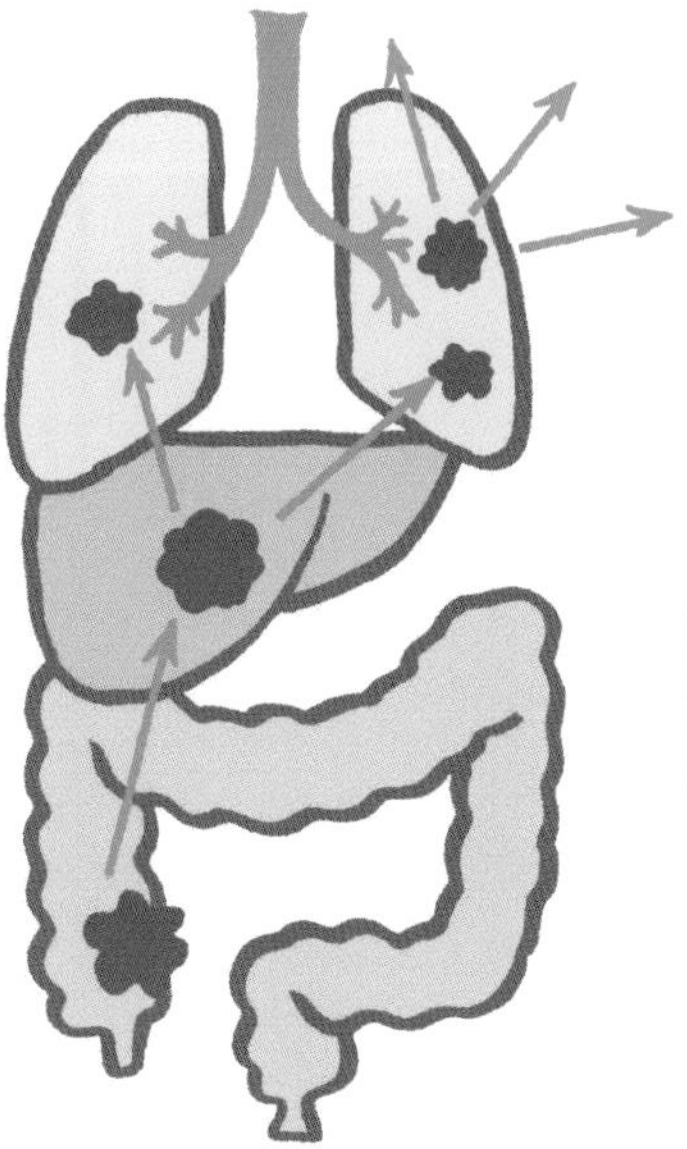

大腸がんは、どのように進行する?

大腸がんは、がんの大きさや数より「深さ(深達度)」が重要な問題になります。がんは、はじめに粘膜に発生し、次第に壁の奥深くに食い込むようになります(浸潤)。その度合いが固有筋層に達しないで粘膜下層にとどまっているものを「早期がん」、固有筋層に達している、または越えているものを「進行がん」といいます。

また、最初のがんとは別の場所に「転移」して増殖することもあります。転移には、リンパ節で増殖する「リンパ行性転移」、血液の流れとともに他の臓器に移る「血行性転移」、がん細胞がお腹の中に種を播《ま》くようにばらまかれて増殖する「腹膜播種《はしゅ》」があります。

大腸がんの４大治療法と緩和ケア

病期をもとに、その人に応じて総合的に判断

大腸がんの治療は、がんの深達度や転移の有無などから判定された病期に応じて、基本的な治療方針が示されています（16ページ参照）。ただし、全身状態や年齢、持病の有無と家族の要望や条件など、患者さんに応じて総合的に判断して治療法を決めます。

ここでは、大腸がんの代表的な４つの治療法と緩和ケアについて紹介します（各治療法の詳細は、57ページ以降を参照）。４つの治療法とは、「内視鏡的治療」「手術療法」「がん薬物療法」「放射線療法」です。これらを単独、あるいは必要に応じて組み合わせます。

放射線療法

薬物療法と同様に、治療効果を高めることを目的とした補助療法として行われます。大腸がんは、腺がん（内臓の粘膜にある分泌物を出す細胞である腺に発生するがん）が多く、放射線の感受性が低いため、放射線療法を用いることは多くありません。ただし、直腸がんの場合、骨盤周囲のさまざまな方向からねらいやすいので、「術前化学放射線療法」を行うことがあります。手術前にがんを小さくして、局所再発をできるだけ低く抑えることができます。

また、切除できない転移・再発がんによる痛みなどの症状緩和を目的として、「緩和的放射線療法」が行われることもあります。

手術療法～腹腔鏡手術・開腹手術

内視鏡での切除がむずかしい場合は、主に手術療法が行われます。手術療法は、「腹腔鏡手術」と「開腹手術」の2つに大きく分けられます。

腹腔鏡手術・開腹手術いずれの方法でも、リンパ節を切除する「リンパ節郭清手術」を行います。がんの根治と機能の温存をめざして、がんの周囲のリンパ節を可能な限り切除しながらも、神経や肛門を温存する方法が主流になっています。

とくに直腸がんの場合は、直腸の周囲に自律神経（排尿や性機能をコントロールする）や排便にかかわる筋肉があるため、排泄の機能や性機能を温存する「自律神経温存術」「肛門括約筋温存術」が中心となっています。

腹腔鏡手術

開腹するのでなく、お腹にあけた穴から腹腔内で操作を行い、病巣を切除します。お腹に与える傷が小さく体への負担が軽減できて、痛みが少なく回復が早いのが特徴です。1990年代に導入されて、近年、急速に普及しています。

開腹手術

固有筋層を越える、または進行しているがんを対象としています。

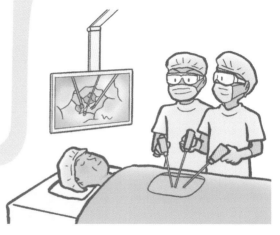

内視鏡的治療

大腸内視鏡を肛門から挿入して、がんを切除します。現在は腺腫や早期がんの治療の第一選択として内視鏡的治療が位置づけられています。大腸の表面構造を100倍まで拡大して観察できる「拡大内視鏡」の開発によって、より精密な検査とともに、組織採取をすることなく、腫瘍が良性か悪性かという質的診断までできるようになりました。内視鏡による切除方法として、主に右のようなものがあります（詳細は58ページ参照）。

**ポリペクトミー
（内視鏡的ポリープ切除術）**

主に茎のあるキノコ型の腫瘍などを、高周波電流で焼き切ります。

内視鏡的粘膜切除術（EMR）

1～1.5㎝くらいの平坦な病変を、粘膜下層に生理食塩水を注入してポリープ状にし、切除します。

**内視鏡的粘膜下層剝離術
（ESD）**

電気メスなどを用いてEMRより広い範囲で切除します。

がん薬物療法

大腸がんの治療は、手術によって切除することが基本ですが、治療効果を高めるために、がん薬物療法による補助療法が行われます。

大腸がんの場合、手術後の再発を予防することを目的とした「術後補助化学療法」、手術では切除しきれなかった進行・再発がんに対する「全身化学療法」（抗がん剤は血流に乗って体じゅうをめぐり、がん細胞を攻撃するので、全身くまなく治療できる治療法）が中心になります。

がん薬物療法は、新薬が開発されることで日々変化しています。従来の抗がん剤は正常な細胞まで攻撃しますが、がん細胞特有の分子を標的にしてねらい撃ちする「分子標的薬」も登場。現在、分子標的薬を組み合わせた療法が中心になっています。

大腸がん治療の基本的な考え方

大腸がんと診断されると、がんの進行度（病期）が判定されます。日本では、一般的に大腸癌研究会の「大腸癌取扱い規約」による「ステージ分類」が使われています（9ページ参照）。具体的な治療法の選択については、標準治療を示した「大腸癌治療ガイドライン」（大腸癌研究会）に、病期（ステージ）に応じた基本的な方針が決められています。

大腸がんの治療は、がんを残さず切除する根治をめざした手術療法が中心ですが、内視鏡的治療、がん薬物療法、放射線療法などを組み合わせた治療が行われています。このようにさまざまな治療法を組み合わせる治療を「集学的治療」といいます。患者さんを中心にして、それぞれの治療法の専門家が連携しながら、がん治療に取り組みます。

緩和ケア／サポーティブケア

早期がんなら痛みはほとんどないのですが、進行したり再発して骨や神経などに影響したりすると痛みを伴います。身体的な痛みだけでなく、心理社会的な痛みなど、さまざまな苦痛症状をコントロールするのが「緩和ケア」です。

緩和ケアというと、進行がんになってから、あるいは終末期に行うものという誤解が根強くあるようです。かつてはそのような考え方が主流でしたが、WHO（世界保健機関）をはじめとして、世界的に「治療早期から緩和ケアを導入する」ことがうたわれています。

近年は、緩和ケアではなく、「サポーティブケア」と呼ぶことがあります。サポーティブケアと呼ぶことで、がんと診断されたときから、緩和ケアを抵抗なく受け入れられるように意図しています。

がんに罹患したことによって生じるさまざまな苦痛症状を、「しかたがない」と諦めるのはよくありません。痛みに早期から対処することによって、治療中の生活の質を高めることをめざしましょう。

病期（ステージ）による大腸がんの治療

ステージ０

がんが大腸の粘膜の中にとどまっている早期がんです。内視鏡的治療によって切除できます。

↓

ステージⅠ

がんが大腸の粘膜下層、または固有筋層にとどまっています。粘膜下層への浸潤が１㎜以下のものは内視鏡的治療で切除できます。粘膜下層に１㎜より深く浸潤しているものや固有筋層にとどまっているものは手術療法で主に腹腔鏡手術が選択されます。周囲のリンパ節郭清も行います。

↓

ステージⅡ

がんが大腸の固有筋層を越えてはいますが、リンパ節転移はないので、手術で切除します。周囲のリンパ節の郭清も行います。「郭清」とは、転移する可能性がある範囲を切除するという意味です。

↓

ステージⅢ

がんがリンパ節に転移しているため、その範囲も含めて郭清を伴う手術で切除します。手術後、再発予防のため抗がん剤による補助化学療法を行います。

↓

ステージⅣ

がんが肝臓や肺などの他臓器に転移しているので、大腸にあるがんと転移したがんが完全に取りきれる場合は手術で切除します。
転移したがんが取りきれない場合は、大腸のがんを手術で切除して、転移したがんは、がん薬物療法や放射線療法を行います。大腸のがんと転移したがんが、ともに手術で取りきれない場合は、手術療法ではなく、がん薬物療法や放射線療法を選択します。

大腸がんの4大治療と緩和ケア

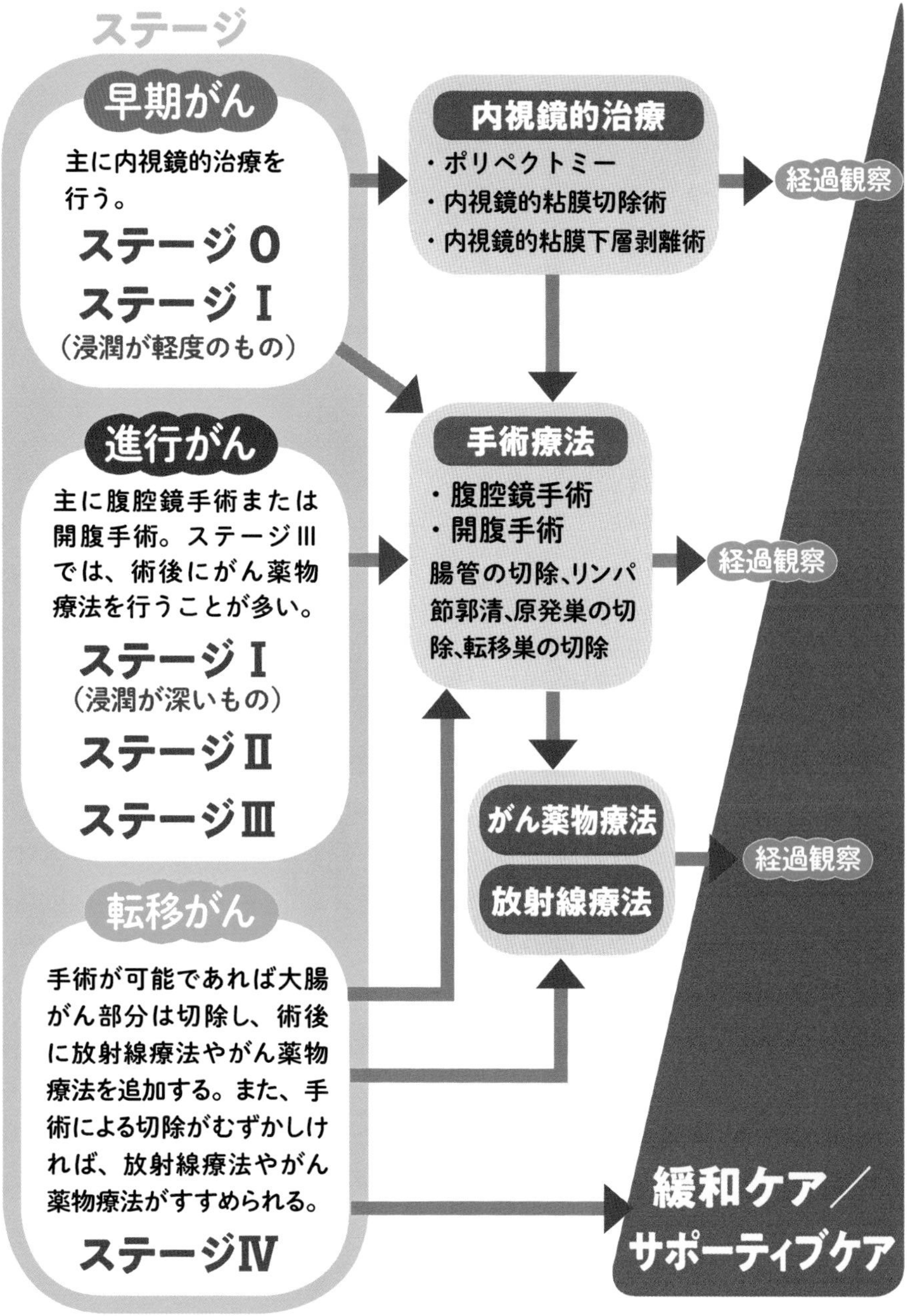
ステージ
早期がん
主に内視鏡的治療を行う。
ステージ0
ステージⅠ
（浸潤が軽度のもの）
内視鏡的治療
・ポリペクトミー
・内視鏡的粘膜切除術
・内視鏡的粘膜下層剥離術
経過観察
進行がん
主に腹腔鏡手術または開腹手術。ステージⅢでは、術後にがん薬物療法を行うことが多い。
ステージⅠ
（浸潤が深いもの）
ステージⅡ
ステージⅢ
手術療法
・腹腔鏡手術
・開腹手術
腸管の切除、リンパ節郭清、原発巣の切除、転移巣の切除
経過観察
がん薬物療法
放射線療法
経過観察
転移がん
手術が可能であれば大腸がん部分は切除し、術後に放射線療法やがん薬物療法を追加する。また、手術による切除がむずかしければ、放射線療法やがん薬物療法がすすめられる。
ステージⅣ
緩和ケア／サポーティブケア

大腸がんの
最新治療
1

直腸がんに保険適用になる ロボット支援手術

3D画像を見ながら、精密な作業ができる

ロボット支援手術は、「ダビンチ」という内視鏡支援ロボットを使った手術法です。2018年４月から、直腸がんのロボット支援手術が保険適用になりました。

患者さんのお腹を切開し、専用の内視鏡カメラとアームを挿入して手術を行います。手術を行う術者は、3Dモニターを見ながら自らの手を動かしている感覚で、ロボットアームを遠隔操作します。通常の腹腔鏡下手術と同様に、傷が少なく痛みが軽度で、手術後の回復が早いといった利点があります。

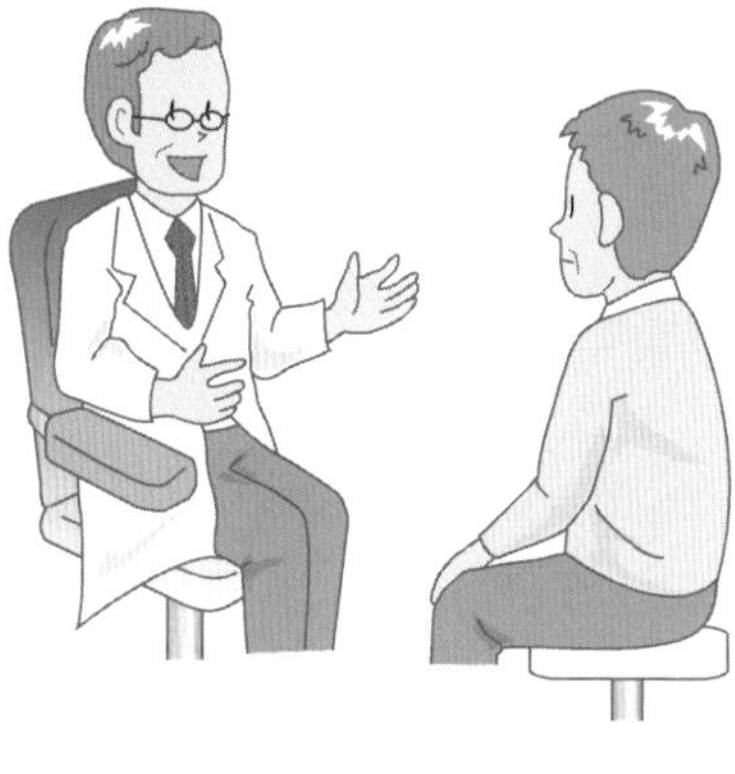

ロボット支援手術の特徴は、次の３つです。
①高解像度の3D画像で、お腹の奥深くまで立体画像で観察できます。最大10倍ズーム機能がついて、細かい血管や神経、筋肉、リンパ節なども明瞭にわかります。
②多関節を持つ自由に曲がる鉗子がついており、執刀医師の目・手・足の動きを忠実に再現。手術鉗子の先端は人の手や指のように自在に動き、ミリ単位以下の繊細な動きや回転をします。
③手振れ補正機能があり、術者の手の震えが自動的に取り除かれます。これにより、繊細かつ正確な手術操作が可能となります。

ダビンチのおかげで、狭くて深い骨盤の中でも、正確で繊細な手術が行えるようになりました。また、技術的にむずかしいとされる直腸がん手術において、がんの根治性だけでなく、排便・排尿・性機能など術後機能温存が両立できることが期待されています。

大腸がんの
最新治療
2

手術しない治療。ウォッチ＆ウェイト療法

手術の合併症を避けられるのがメリット

直腸がんに対する治療は、手術が第一選択です。中でも、肛門に近い直腸がんには、術前に抗がん剤療法と放射線療法を併用し、腫瘍を小さくしてから、切除手術を行うことがあります。

そんな中、抗がん剤療法と放射線療法を行うと、腫瘍が完全に消えてしまうことが、ときどき起こります。具体的には、抗がん剤と放射線をいっしょに用いる化学放射線療法で15～20％、全身抗がん剤を併用すると25～35％の割合で“がんが完全に消える”のです。このような場合、すぐに手術を行わず、慎重に経過観察をして手術をしない選択肢があり、「ウォッチ＆ウェイト療法」と呼ばれています。

３カ月～半年ごとに定期的な外来通院と経過観察をしっかりと行い、再発していないかチェックすることが重要です。がんがなくなったように見えても、ミクロのレベルでがんが残っている可能性があります。実際に、およそ４人に１人はがんの再発がみられますが、きちんと経過観察することにより、早期に発見し、再発がんを手術で切除できます。海外で報告されているウォッチ＆ウェイト療法の生存成績は、従来の手術と同程度に良好です。

どんな人に向いている？

ステージⅡ・Ⅲで、ある程度がんが広がっており、放射線療法が必要な人

メリットは？

手術に伴う合併症や人工肛門、排便障害、排尿・性機能障害などの後遺症は、患者さんのQOL（生活の質）を著しく低下させます。そのようなトラブルを回避し、自然肛門を温存できます。

入院生活と退院までのプロセス

手術後の腹式呼吸や排泄の仕方などを習う

入院は手術の1～2日前というのが一般的です。入院後は、手術当日のスケジュールや、手術後から退院までの流れに関するオリエンテーションがあります。入院から退院までの流れは、多くの場合「治療計画表（クリティカルパス。クリニカルパスともいう）」に基づいて説明されます（22～23ページ参照）。

手術後の回復を促すための腹式呼吸の仕方や痰の出し方、ベッド上での排泄の仕方などを実際に練習します。内視鏡的治療の場合以外は全身麻酔で行われるため、腹式呼吸や痰の出し方の練習は重要です。手術後に起こりやすい肺炎などの合併症を予防するためなので、よく頭に入れておきましょう。

オリエンテーションの一環として、担当麻酔科医や手術室担当看護師が、手術室での流れについて説明に訪れる病院もあります。また手術前日、手術後の痛みのコントロールのために、背中から硬膜外麻酔注入用のカテーテルを入れておくこともあります。

手術は予定より長くなったり、内容が変更になることも

手術当日は、朝から飲食はできません。前日に下剤や整腸剤などを内服して腸をきれいにし、手術に臨みます。

手術中、家族には所定の場所で待機してもらいます。手術時間は切除範囲や、腹腔鏡手術か開腹手術かによって異なります。実際にお腹の中をみて手術の方法や内容が変わったり、予定より長く

かかったりすることもあります。

手術後は、できるだけ早く体を動かし始め、早期に離床する（ベッドで寝たきりの状態から離れる）ことが、回復を促します。腹式呼吸や痰出しも積極的に行いましょう。

手術創の痛みは、手術前に入れたカテーテルを使用した硬膜外麻酔でコントロールします。痛みが強いときは、遠慮しないで看護師に伝えてください。痛みをできるだけコントロールし、離床を進めるほうが回復には有効です。

食事が食べられることと熱のないことが退院の目安

手術後は、点滴を行い、水を飲む許可が出て、問題がなければその翌日から流動食が始まります。お腹に入っている管（ドレーン）を抜くことができるのは手術後3～5日目ごろ、手術創の抜糸の目安は手術後7日目ですが、患者さんの状態をみながら決めます。最近は、ドレーンを入れない場合や、抜糸が不要なこともあります。

手術後は一時的に発熱することがありますが、ほとんどの場合、数日で落ち着きます。退院の目安は手術後10日～2週間で、熱がないこと、食事がある程度食べられることが条件です。自宅に戻っても生活に支障がないか慎重に見極めていき、退院日を決めます。

人工肛門をつくった人はストーマケアを覚えてから退院

人工肛門をつくった場合、ストーマ（排泄口）には便意を感じる機能がないので、排便している意識をもつことなく便が排泄されることになります。そのため、排泄物を受けるストーマ袋を定期的に交換する、ストーマとその周辺を清潔にするなどのストーマケアが必要になります。手術後に、医師や看護師の指導を受け、ケアの方法を覚えてから退院します。

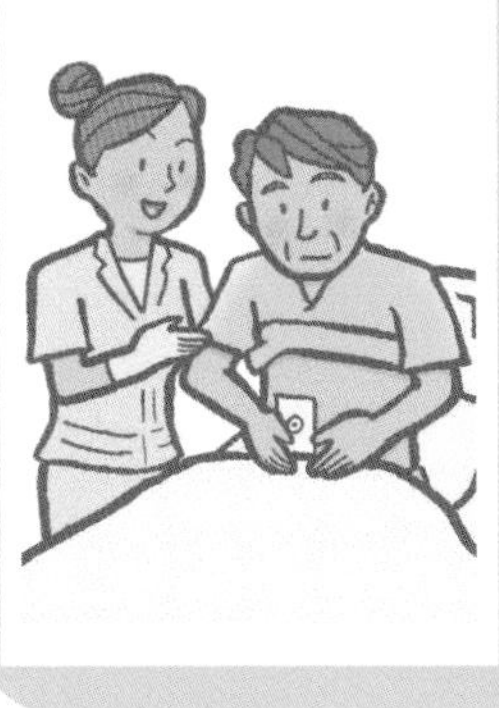

モデルケース

手術後１日目	手術後２日目	手術後3日目	手術後4日目	手術後5日目	手術後6日目~手術後14日目
月　日	月　日	月　日	月　日	月　日	月　日
血液、レントゲンの検査があります。		血液、レントゲンの検査があります。		血液の検査があります。	検査がある場合は、前日の夜にご説明いたします。手術後６日目以降、状況に応じて退院となります。退院後の内服薬と次回の外来予約票が渡されます。
	痛み止め(背中)と尿の管が抜けます。(手術後の状況によって変わります)				
１日４回、および必要時に検温をします。			1日2回、および必要時に検温をします。		
点滴を行います。痛みがあるとき、眠れないときはお知らせください。状況に応じて薬を使います。		点滴は終了です。痛みがあるとき、眠れないときはお知らせください。状況に応じて薬を使います。			
朝から中止です(状況に応じて続くことがあります)。					
１日３回行います。	必要時に行います。				終了です。
朝から開始します。1日３回は行ってください。うがいをしましょう。	朝昼夕、そのほか必要時に行います。				必要時に行います。
朝からジュースが始まります。牛乳・コーヒー・繊維入りのジュースは、飲まないでください。	朝はジュースが出ます。昼から五分がゆで２分の１量食が始まります(おやつ付き)。	朝から五分がゆで全量食が始まります(おやつ付き)。	朝から全がゆ食が始まります(おやつ付き)。		全がゆ食です(おやつ付き)。
座ることから始めて、起立練習、可能なら歩行練習をします。看護師が付き添います。	歩行練習をします。看護師が付き添います。	制限はありません。状況により、看護師が付き添います。血栓予防、肺・腸の合併症予防、床ずれ予防のため、なるべく身体を動かしましょう。			制限はありません。
身体を拭きます。熱が出たとき、汗をかいたあとも身体を拭きます。お知らせください。状況に応じて洗髪もできます。歯磨きをしましょう。		シャワー浴ができます(手術後の状況によって変わります)。			
排ガスの有無、排便の回数を確認します。手術後3～4日目ころには、排ガスがあります。					排ガスの有無、排便の回数を確認します。
尿を出すための管が入っています。	尿の管が抜けたあとは、尿を所定の場所にためていただきます。				尿を所定の場所にためていただきます。
	手術後、はじめてのお食事です。よくかんで、ゆっくり食べましょう。無理に食べずに、控えめにしてください。	栄養士による食事についての説明があります。看護師による退院後の生活についての説明があります。			

＊状況に応じて、予定が変更になる場合があります。ご不明な点がありましたらご遠慮なくお尋ねください。

クリティカルパス 大腸がんの腹腔鏡手術を受けた患者さん用の

	入院	手術前々日	手術前日	手術当日
日時	月　日	月　日	月　日	月　日
検査・処置	手術に必要な検査をします。 血液・心電図・レントゲン・呼吸機能など		8時と11時に下剤を飲みます。 便が出たら、看護師に見せてください。 必要時、お腹の毛を剃ります。 お臍(へそ)のゴマをとります。	〈手術前〉 浴衣に着がえます(下着はつけておきます)。 〈手術中〉 背中から痛み止めの管を入れます。 鼻から胃まで管を入れます。 〈手術後〉 レントゲンをとります。 必要時にガーゼ交換をします。 血栓予防のマッサージ器を足に装着します。
検温	1日2回、および必要時に検温をします。			〈手術前〉 手術の方は、午前6時に検温をします。 〈手術後〉 血圧計、必要時に心電図計をつけます。 何回か検温をします。
点滴・薬		医師が必要と判断した場合、点滴を行います。	医師が必要と判断した場合、点滴を行います。 腸内細菌の抑制剤と整腸剤を内服します(午後3時と午後9時または、午後9時と翌朝6時に内服します)。	手術中に背中から痛み止めの管を入れます。 痛みがあるとき、眠れないときはお知らせください。状況に応じて薬を使います。 手術後、持続的に点滴を行います。
酸素				手術後から酸素吸入をします。
吸入				手術後1〜2回(または必要時)行います。
深呼吸スーフル・うがい	スーフル[1]は毎日、最低1日3回(1回に20回程度)は練習しましょう。 手洗いを心がけましょう。			深呼吸を心がけましょう。 痰(たん)を出しましょう。
食事	主治医の指示により食事が出ます。	主治医の指示により、食事が出ます。 食事が出る場合は、五分がゆ食に変更となります。	食事はとれません。 水・お茶・スポーツ飲料水は飲めます。 牛乳・コーヒー・繊維入りのジュースは飲まないでください。 夜9時以降は、水分も禁止となります。	水分も食事もとれません。
安静度	制限はありません。			手術後はベッド上で安静です(身体は動かせます)。 術後の合併症を予防するため、以下の運動をしましょう。 脚の屈伸足首・足の指の曲げ伸ばし、足首を回す
清潔	シャワー浴ができます。		お臍のゴマをとります。その後、シャワー浴をしていただきます。 手足の爪を切りましょう。 マニキュア、化粧は落としてください。	手術前に歯磨きをしましょう。 熱が出たとき、汗をかいたあとは、身体を拭きます。お知らせください。
排便	便の回数を確認します。			
排尿	尿を所定の場所へためていただきます。			手術中に尿を出すための管が入ります。
説明・指導	呼吸練習のビデオを見て、手術まで練習をしていただきます。転倒、転落防止のビデオを見ます。 禁煙をしましょう。		麻酔科医の診察・説明があります。 病棟の看護師より手術室へ入るまでの説明があります。 HCU・ICU病棟転棟の説明。 HCU・ICU病棟へ移られる方は、事前に荷物の整理をしていただきます。	手術前にアクセサリー、入れ歯、コンタクトレンズをはずしましょう。 手術室内にて眼鏡、下着をはずします。 はずした眼鏡、下着は手術室の看護師がご家族にお返しします。

1　スーフルは呼吸訓練に使う器具

手術後の症状は、どんなものがある？

手術で大腸がんの切除がうまくいっても、日常生活で直面する、術後特有の症状が出ることがあります。代表的なのが、「排便の変化」「腸閉塞」「排尿機能障害」「性機能障害」です。

排便の変化

大腸がんの手術後は、一般的に排便の変化が起こります。通常の排便習慣だった人でも、手術後は一日に5～6回も排便がある頻便になったり、下痢や軟便、便秘などがみられたりします。

排便の変化は切除の部位によっても違います。肛門に近い部位にある直腸がんの切除では、排便機能障害が強くあらわれます。直腸やS状結腸を切除した場合は、排便の回数が増えます。結腸がんでは一時的に水様便から軟便になります。

個人差はありますが、排便のリズムや便の性状の変化は時間の経過とともに落ち着き、2～3カ月から遅い人でも半年ほどで日常生活には支障をきたさなくなります。ただし、ある程度の頻便が、生涯続くこともあります。

腸閉塞

腸管をつないだ部分の周辺は、柔軟性が弱く狭くなり、腸が癒着して腸閉塞になることがあります。ただし、腹腔鏡手術を行った場合、腸閉塞になるケースは多くありません。腸閉塞を予防するためには、排便のリズムが不規則でも、決まった時間にトイレに行く、食事に気をつけるなど、ライフスタイルを見直すことで改善が期待できます。

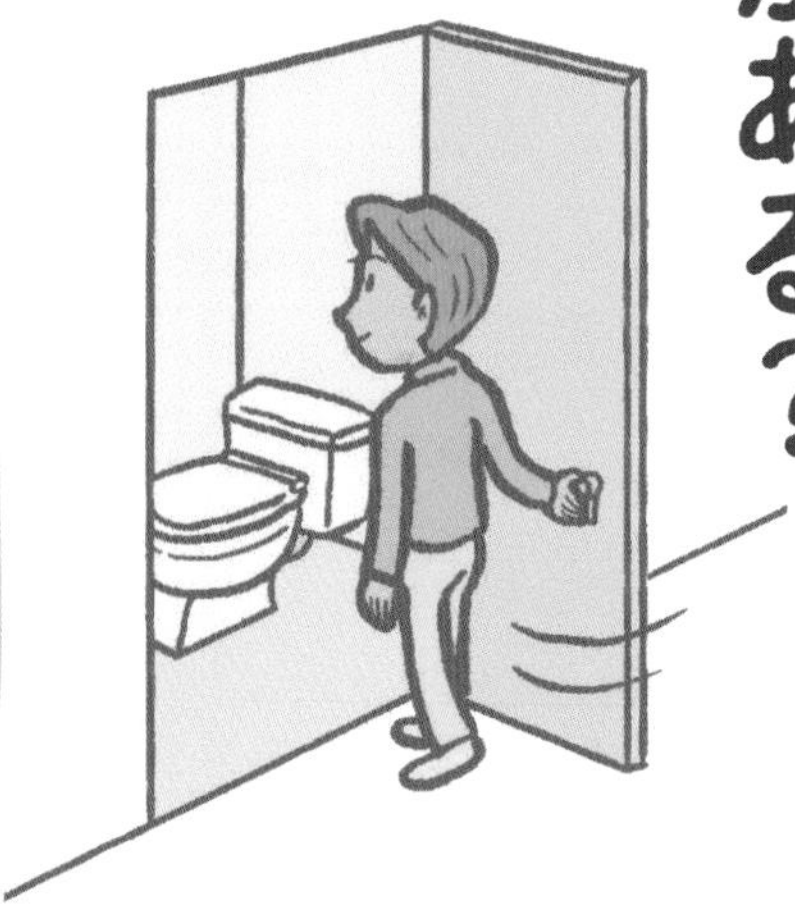

排尿機能障害

直腸がんの手術で、がんや周辺のリンパ節とともに自律神経を切除した場合、または一部が傷ついた場合に起こります。排尿をつかさどる自律神経は、骨盤の中に左右一対あり、左右どちらかの神経が温存されれば機能障害は軽くてすみますが、両方が切除された場合は自力で排尿できなくなることもあります。

排尿困難や残尿感が出ることが多いのですが、尿失禁が出るケースもあります。ただし、現在は自律神経温存術が一般的になり、排尿機能障害が起こることも少なくなってきました。

軽い排尿機能障害は、膀胱の収縮を促すほか、尿を出しやすくする薬で治療をします。自力で排尿できない場合は、尿道口から膀胱にカテーテルという細い管を入れて排尿する「自己導尿」を行います。導尿を続けると排尿機能障害が改善され、自然排尿が可能になることがあります。

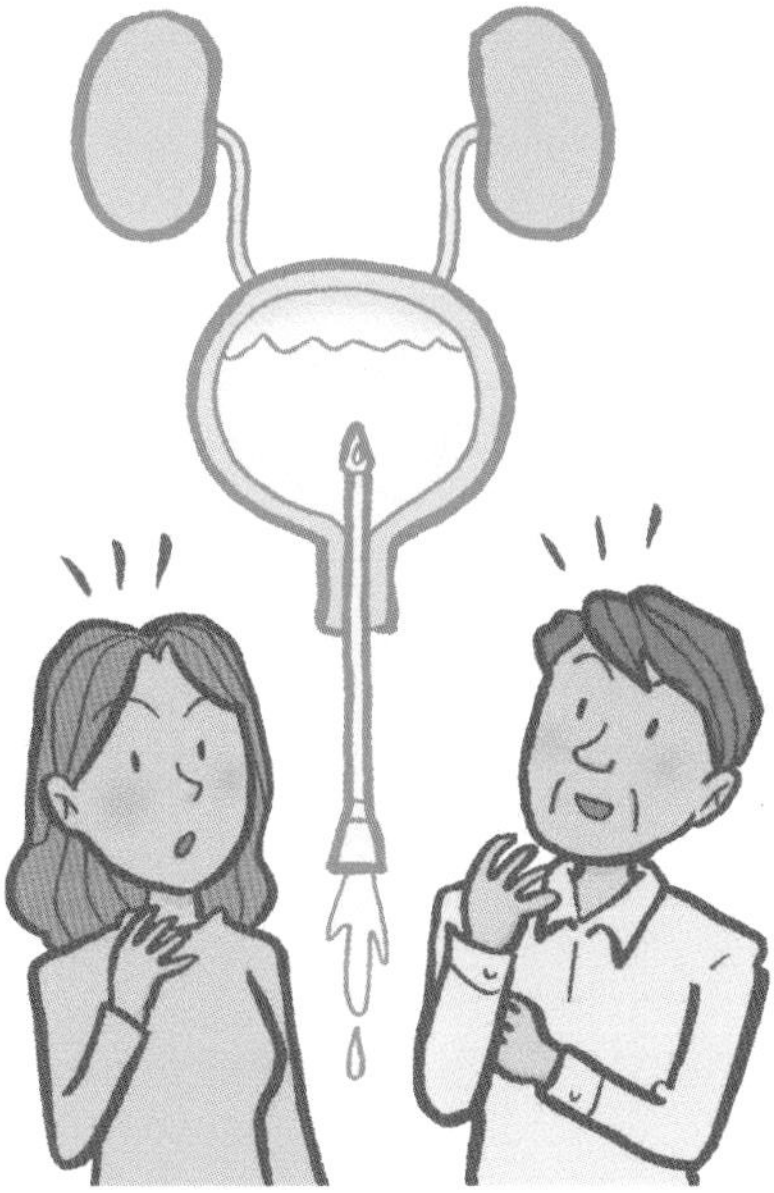

性機能障害

直腸のまわりには、性機能をつかさどる自律神経が走っているために、直腸がんの術後に性機能障害が起こる場合があります。

性機能障害が起こるのは主に男性で、「勃起障害」「射精障害」がみられます。女性の場合は、自律神経の障害によって、性交に対する意欲や満足感の低下などがあらわれます。

性機能障害は精神的な影響が大きいため、薬物による治療とともに心理面からのアプローチが大事です。主治医に相談して、機能がどの程度障害を受けているのかを検査したうえで、適切な薬物療法や心理的な治療を受けましょう。

便秘や下痢は、主治医に相談しながらコントロール

規則的な生活リズムを身につけることから

大腸がんの手術後は、多くの患者さんが便秘や下痢といった排便の変化を経験します。食事に配慮する（120ページ参照）、適度に運動する、便意のあるときにがまんしないことなどで、規則的な排便習慣を身につけるように心がけましょう。

■便秘が気になるとき

便秘になってガスや便が出なくなると、腸閉塞のリスクが高まるので注意が必要です。朝食後など、決まった時間にトイレへ行く習慣をつけましょう。水分が不足すると便がかたくなるので、こまめな水分補給を意識してください。適度な運動もおすすめです。

つらいときは主治医に相談すれば、緩下剤を処方してくれます。薬に頼るのに抵抗がある人もいますが、処方された薬ならば心配ありません。

■下痢が気になるとき

お腹を冷やさないように心がけます。脱水症状を起こさないように、水分補給も忘れないでください。冷たいものは腸を刺激するので、白湯など温かい飲み物が適しています。あらかじめ主治医と話し合って、整腸剤や急なときの下痢止め薬などを処方してもらうとよいでしょう。便意が何回も起こるときは、一時的に失禁パッドなどを利用すると安心です。

便秘や下痢などの排便機能障害は、精神的な影響を強く受けます。気にしすぎるとストレスになって、かえって排便のリズムをくずしてしまいます。気持ちをラクにして、自分に合った排便リズムをみつけられるといいですね。

トイレで困ったときの対策

外出や遠出の旅行での工夫

下痢になると、一日に4～5回以上も便意が起こる人がいます。外出中や遠出の旅行中に、トイレのことが気がかりでは楽しむこともできません。そのようなときは、止しゃ剤（下痢止め薬）を服用して排便の回数を減らすのもひとつの方法です。

また、「冷たい牛乳を飲むとトイレに行きたくなる」など、それぞれの人によって便意をもよおす食べ物があります。その食べ物を避ける、外出先ではトイレの場所を確認しておく、下着に失禁パッドをあてておくなどすると安心です。

オストメイト対応のトイレを活用する

公共施設のトイレには、オストメイト（人工肛門や人工膀胱などのストーマをもっている人）に対応した設備が増えてきました。オストメイト対応トイレでは、ストーマ袋内の便を捨てたりストーマ装具を洗ったりできる流し台があり、温水のハンドシャワーなどもついています。大腸がんの手術後の人が、外出時に便をもらしたときの緊急処置にも使うことができます。

オストメイト対応トイレの情報ウェブサイトは、「オストメイトJP」と入力して検索できます。携帯電話でも調べられるので、外出時に利用してみてください。

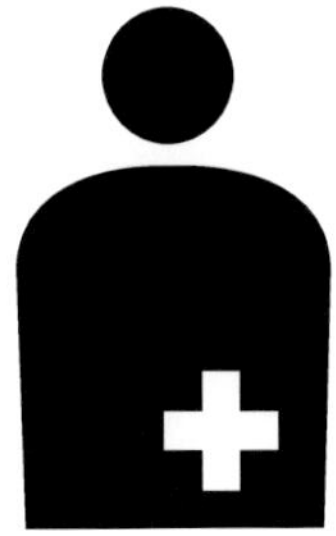

オストメイト対応トイレの目印

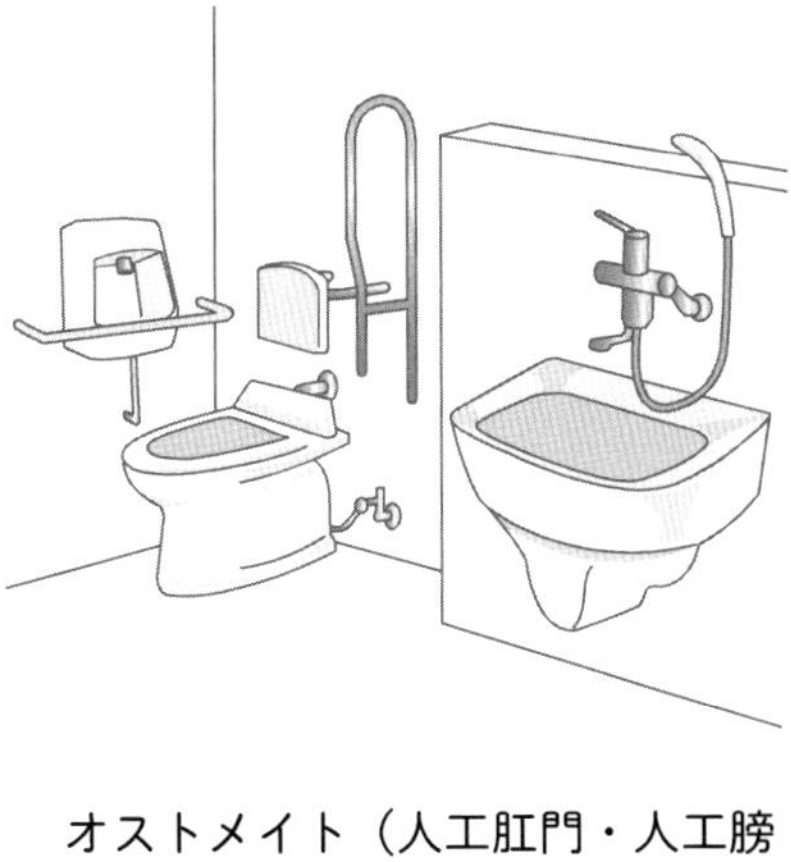

オストメイト（人工肛門・人工膀胱）用の設備を備えています。

排便コントロールに役立つ食生活のポイント

術後3カ月は食物繊維を食べすぎないで

大腸がんの手術後3カ月くらいは、腸の動きが安定せず、食物繊維の残りかすが腸管の狭い部分にたまって通過障害を起こしたり、腸閉塞を招いたりすることがあります。ゆっくり食べるようにしながら、食物繊維の多い食べ物や消化しにくい食品は食べすぎないようにしましょう。

便秘、下痢ともに排便の変化に悩む患者さんは多いです。それぞれの注意ポイントを紹介します。

大腸の味方！

食物繊維の多い食品

術後3カ月をすぎたら、適度に食物繊維を食べるようにすれば、便秘や下痢それぞれの改善に役立ちます。

不溶性食物繊維が多い食品

不溶性食物繊維(水に溶けない食物繊維)は、腸管を刺激して便の排泄を促します。

・きくらげ(乾)	57.4g
・干ししいたけ(乾)	38.0g
・抹茶(粉)	31.9g
・いんげん豆(ゆで)	11.8g
・おから	11.1g
・しその実	8.1g
・納豆	4.4g

可食部 100g 当たり

水溶性食物繊維が多い食品

水溶性食物繊維（水に溶ける食物繊維）は、便中の水分を吸収して便を固めたり下痢を軽くしたりします。

・エシャレット	9.1g
・にんにく	4.1g
・オートミール	3.2g
・ごぼう	2.3g
・レモン(全果)	2.0g
・アボカド	1.7g

可食部 100g 当たり

下痢の原因になりやすい食生活

脂っこい料理や刺激の強い食品は、排便を不規則にしたり腸管を刺激したりするので避けましょう。

望ましくない食品

× **繊維質が多く消化が悪い**
きのこ、こんにゃく、海藻、ごぼう、たけのこ、山菜など

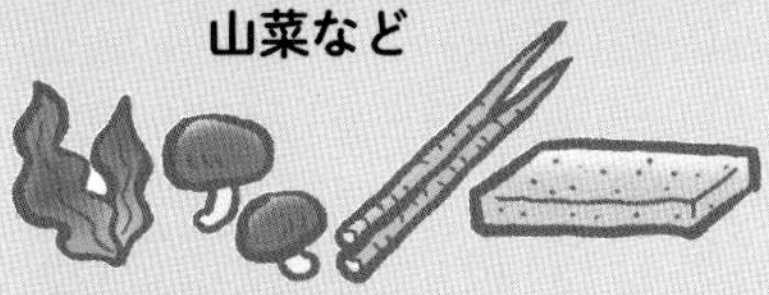

望ましい食品

○ **消化がよい**
おかゆや煮込みうどん、豆腐や茶碗蒸しなど

○ **腸内細菌のバランスを整える**
オリゴ糖や乳酸菌飲料

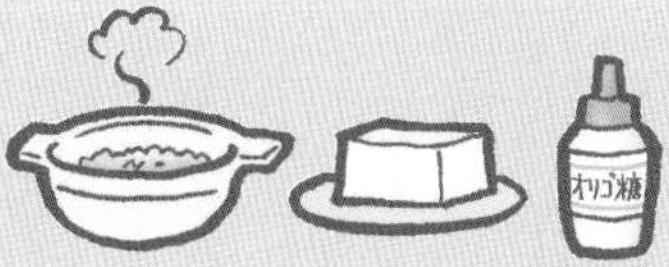

便秘になりやすい食生活

水分や食事量が不足すると便がつくられにくくなり、便秘になります。また、食物繊維が不足すると、腸内環境が整わず便秘を引き起こします。

望ましくない食品

× **おかずが少なく栄養バランスが悪い**
白米、パン、お菓子などが中心の食事

望ましい食品

○ **整腸作用がある**
適度な香辛料、ヨーグルトや乳酸菌飲料

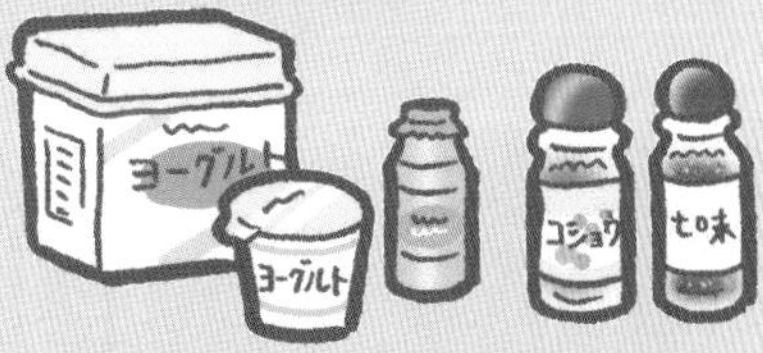

こんな食品にも注意！

ガスの発生しやすい食品

ビール、炭酸飲料、イモ類、豆類、タマネギ、きのこなど

便のにおいを強くする食品

タマネギ、長ネギ、にんにく、豆類、アルコール、肉類、チーズなど

術後、お酒、コーヒー、外食はどうする？

飲酒の開始時期は主治医と相談を

退院後の生活に慣れてくると、嗜好品への気持ちが高まるものです。適度な嗜好品は、精神的なリラックス効果を高めます。主治医と相談しながら、少しずつ開始してください。

●アルコール

退院後は、しばらくアルコールを控えてください。回復が順調であれば、飲酒してよい時期を主治医と相談しながら、少量から飲み始めてかまいません。ただし、下痢や便秘があるときの飲酒はやめましょう。

飲酒習慣がつくと、つい飲みすぎてしまう日が

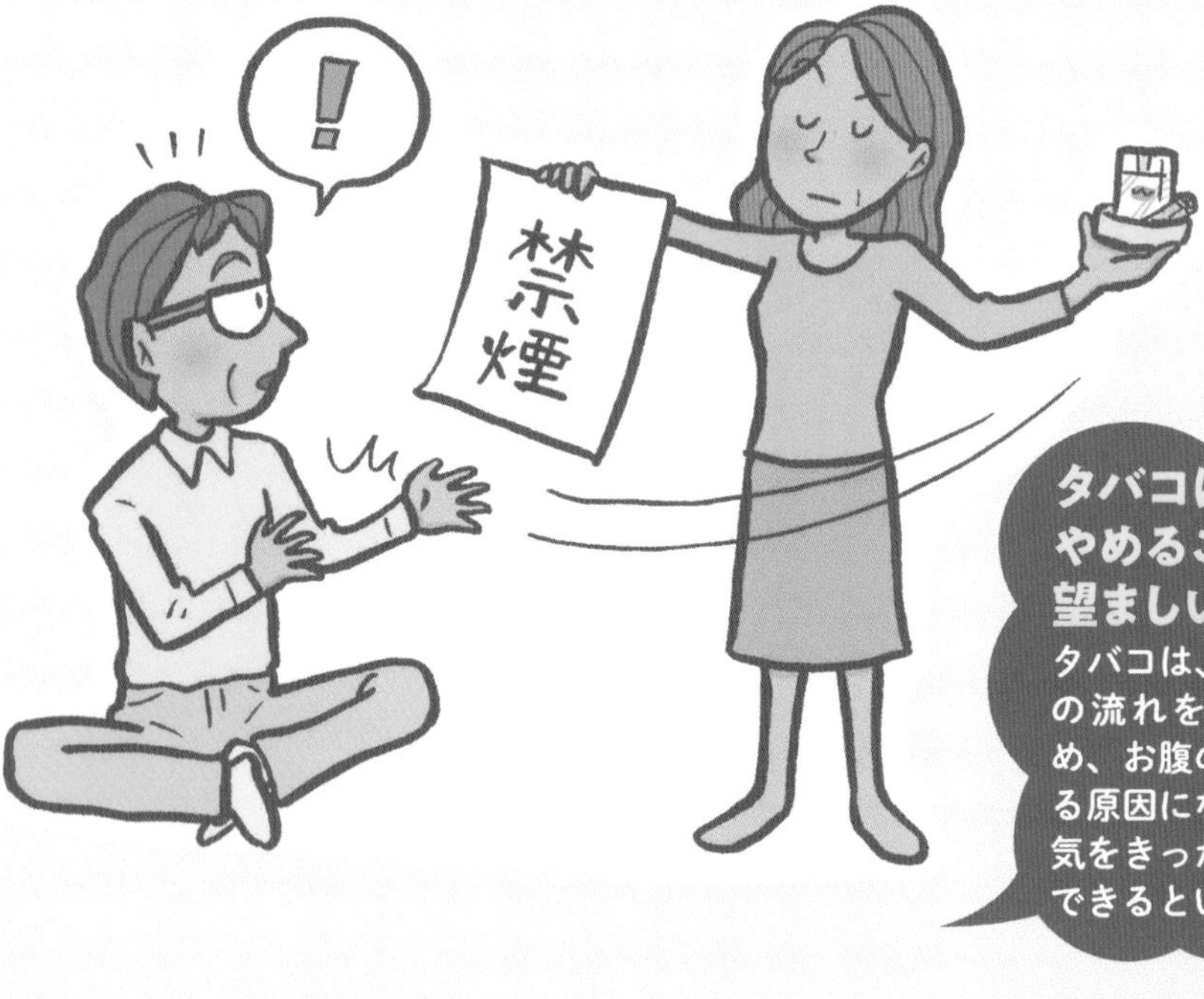

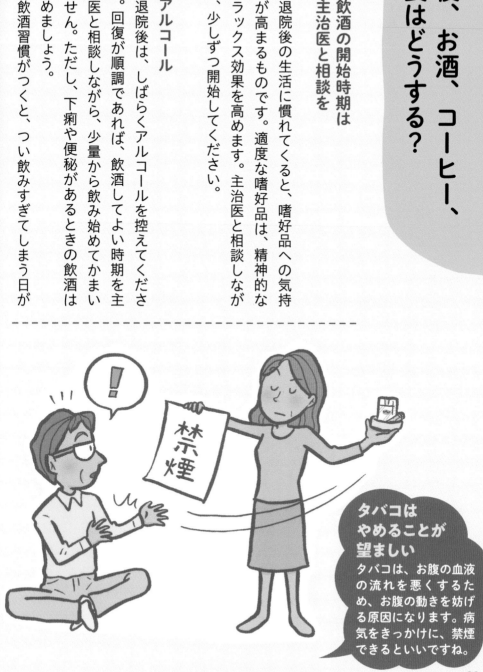

タバコはやめることが望ましい

タバコは、お腹の血液の流れを悪くするため、お腹の動きを妨げる原因になります。病気をきっかけに、禁煙できるといいですね。

あるかもしれませんが、肝臓や大腸に負担をかけ、下痢や便秘を引き起こす可能性が高くなります。また、高カロリー食品を食べすぎたり、生活リズムを乱したりする原因にもなるので注意が必要です。

ビールなどの炭酸を含む飲料は、軟便や下痢になりやすいので避けたほうが賢明です。ノンアルコール飲料でも、炭酸の入っていないものを選ぶことをおすすめします。

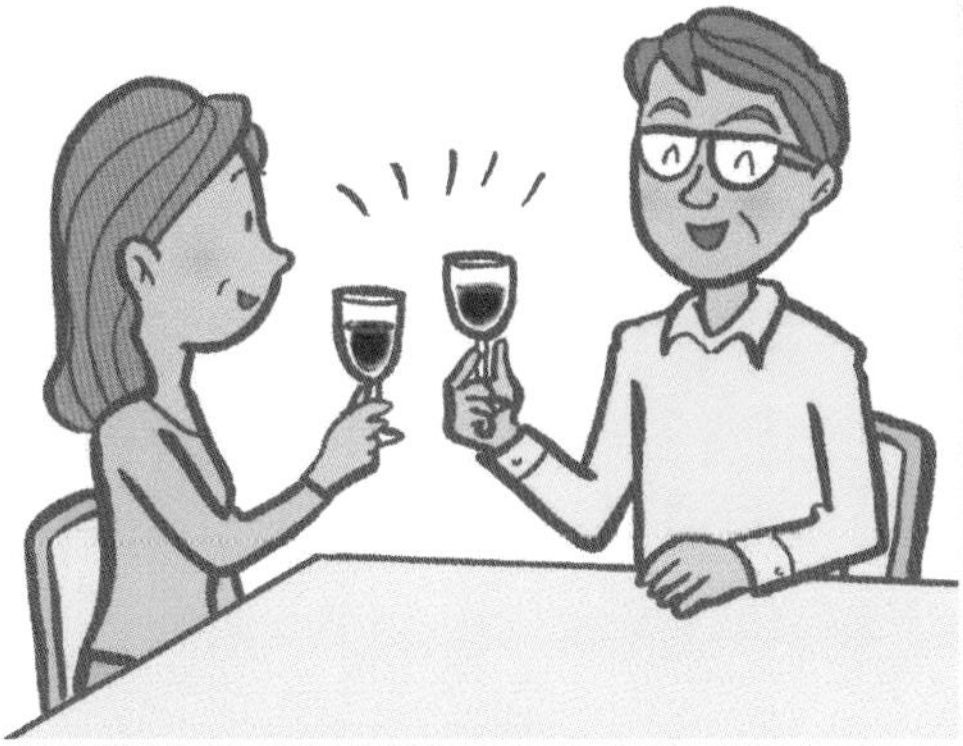

術後のお酒の目安

日本酒	1合／日
ウイスキー（ダブル）	1杯／日
ワイン（グラス）	1杯以内／日

週2日は飲まないようにしましょう。

●カフェイン

緑茶、紅茶、コーヒーなどに多く含まれています。カフェインのとりすぎは腸を刺激し、下痢の原因になることがあるので気をつけてください。また、カフェインには利尿作用もあるので、とりすぎると脱水症状を引き起こすことがあります。

●外食

たまに外食することは気分転換になり、まったく問題ありません。ただし、メニューが好みに偏りすぎると、食生活のリズムをくずすことがあります。体調がよくなると、食欲が増して太ってしまうこともあります。外食はとくに食べすぎてしまう人が多いので、体重管理に気をつけてください。

また、中華料理やファーストフードなど、脂っこいメニューが続くと下痢を起こしやすくなるので、栄養バランスのよい和食メニューなどを意識して選ぶようにしましょう。

コラム

直腸がんになったら人工肛門が必要？

人工肛門は、自分の腸管の一部を体の外側に出して、お腹の皮膚と縫い合わせて丸い凸型の排泄口（ストーマ）を肛門のかわりにつくるものです。「直腸がんになって手術をしたら、必ず人工肛門になる」ということはなく、今日の手術療法は、がんの根治とともに人工肛門にしないことをめざしています。実際に直腸がんの手術の８割は、肛門温存術が行われています。

肛門温存術で代表的な方法は、「低位前方切除術」です。肛門と肛門を締める筋肉である「肛門括約筋」や自律神経は残し、がんの発生した腸管とその周囲を切除します。切除したあと、直腸と結腸を縫い合わせて肛門を残します（70ページ参照）。

また、手術をする前に放射線療法とがん薬物療法を行ってがんを縮小し、肛門の切除を回避する「術前化学放射線療法」もあります。その他、術後放射線療法の併用などもあり、人工肛門を回避する方向での治療が模索されています。

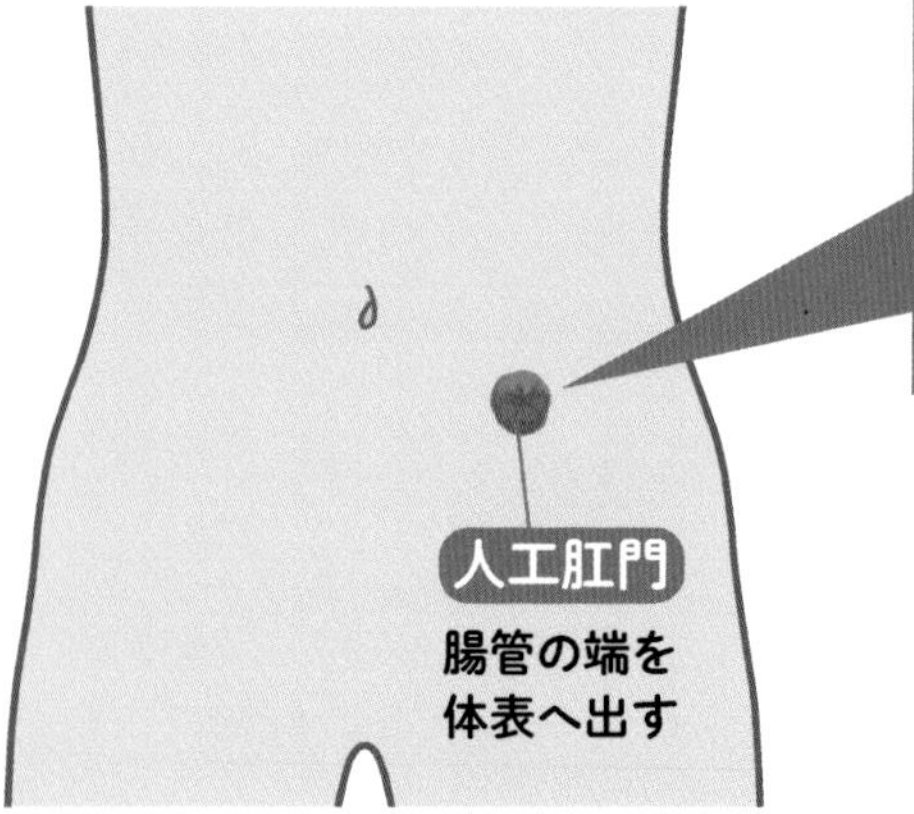

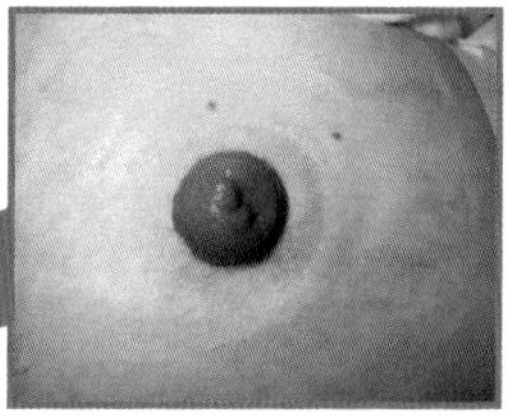

ストーマの大きさは通常縦横25ミリ、高さ15ミリ程度で、見た目は大きめの梅干しのようです

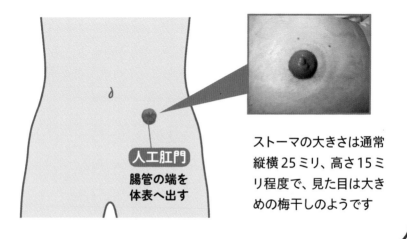

大腸がんと診断されてから、知りたいと思うこと、
知っておいたほうがよいことをまとめました。
病気についての正しい知識は、きっとあなたの助けになります。
治療前や、その後の生活のなかで困ったとき、あなたの求めている答えが、
本書の中でひとつでも多くみつけられるように、
また、側にいるご家族や友人と情報を共有したり、
わからないことを医療者に質問したりするときの
手引きになることを願っています。

大腸がん 目次

第1章 知っておきたい「がん」の話

第2章 自分に合った治療法を選ぶ

第3章 治療のプロセス

第4章 いちばん大事な「退院してからのこと」

第5章 がんの医療制度と気になるお金のこと

第6章 再発・転移がわかったら

第7章 がんとともに生きる

これも知っておこう

コラム

発生した場所で症状に違いがある

症状があらわれたときは進行している場合も

日本消化器がん検診学会によると、「自覚症状が、比較的少ない状態で治療を受けている人が約70%」と報告されています。とはいえ、大腸がんの早期は、「こんな症状が出たらチェックが必要」といった明確なシグナルはありません。がんが大きくなるにつれて、以下に紹介しているような、いくつかの兆候があらわれてきます。

腹部のしこりや貧血などの症状があらわれても、「がんなのでは」と思う人は少ないかもしれません。症状の有無に頼ることは、発見が遅れることにつながります。40歳をすぎたら、定期的に便潜血検査を受けることがすすめられます。

大腸がんの主なシグナル

腹部

- お腹が張る感じがする（腹部膨満感）
- 腹痛がある
- しこりがふれる

その他

- 腸閉塞
- 貧血
- 急激な体重減少
- 嘔吐 など

排便

- **出血（血便）がある**
  直腸に異常がある可能性があります。痔と間違えやすいので注意しましょう。痔からの出血は真っ赤な鮮血が多いのですが、大腸がんからの出血は暗赤色です。
- **便に赤黒い血や粘液がついている**
  下行結腸やS状結腸に異常があるかもしれません。
- **便通異常**
  便が細くなる、出にくい、便秘と下痢を繰り返す、便が残っているような感じがする（残便感）……結腸、直腸いずれかに異常があるかもしれません。

第1章

知っておきたい「がん」の話

がんは、日本人の死因のトップです。なかでも大腸がんは急増し、近い将来、がん全体の罹患者数の第一位になるとみられています。なぜ、大腸がんは増えているのでしょう。その背景を探るとともに、大腸がんと診断されたとき、知っておきたい基本的な情報を解説します。

がんはなぜできるのでしょう

だれにでも起こる「遺伝子」の異常

ヒトは、受精卵というひとつの細胞が分裂を繰り返して60兆個の細胞に増え、個体となって誕生します。人の体は、60兆個の細胞からできているのです。その細胞の1％、約6000億個の細胞は、日々、古くなって老廃物となり、それにかわる新たな細胞が生まれます。新たな細胞は細胞分裂により、皮膚なら皮膚という元と同じ組織になる細胞として誕生します。同時に、細胞内にある人体の設計図ともいわれる「遺伝子」もコピーされます。

ところが、ときには遺伝子に異常が起きて、遺伝子のコピーミスが生じ、無限に増殖する異常な細胞になることがあります。それが「がん細胞」の始まりです。

修復・排除ができずにがん細胞になる

健康な人でも、毎日、1000個とも5000個ともいわれるコピーのミスが起こっています。ただし、遺伝子に異常が起きても、すぐにがん細胞になるわけではありません。異常を修復する、暴走しないように抑制する機能が働きます。同時に、免疫細胞が、がん化した細胞を排除します。

がん細胞の発生にかかわる遺伝子を「がん遺伝子」、逆に発生を抑制する遺伝子を「がん抑制遺伝子」といいます。

しかし、その繰り返しは、いつまでもうまくはいきません。修復・排除できなくなって生まれてしまったがん細胞が10～20年もかかって成長し、「がん」と診断されるのです。

遺伝子を傷つけてがんを招くさまざまな要因

現代社会には、遺伝子が異常を起こす要因がたくさんあります。

たとえば、タバコやお酒はがんの発生と密接な関係にあり、喫煙者は非喫煙者の7倍も肺がんになりやすく、大量の飲酒は大腸がんの大きなリスクファクターといわれています。

食生活の欧米化に伴って高脂肪や高カロリーの食事が増えていますが、脂肪のとりすぎも大腸がんの発生にかかわっています。その他、食品添加物、大気汚染、ストレス、ウイルスなども、遺伝子を傷つけるリスクファクターです。

さらに、がんは「老化」の一種ともいわれ、寿命が延びるほど、がん細胞の発生率も高くなります。とくに、消化器系のがんは高齢になるほど罹患率が高くなり、男性で40歳以上のがん患者は大腸や胃などのがんが半数以上を占めています。

MEMO

「癌」と「がん」の違いとは……

がんは、「悪性新生物」「悪性腫瘍」ともいわれ、「癌」と書かれることがあります。「癌」と書く場合は、さまざまな臓器の上皮細胞にできる「癌腫」を意味します。一方、「がん」は悪性腫瘍全般を示すときに使われます。

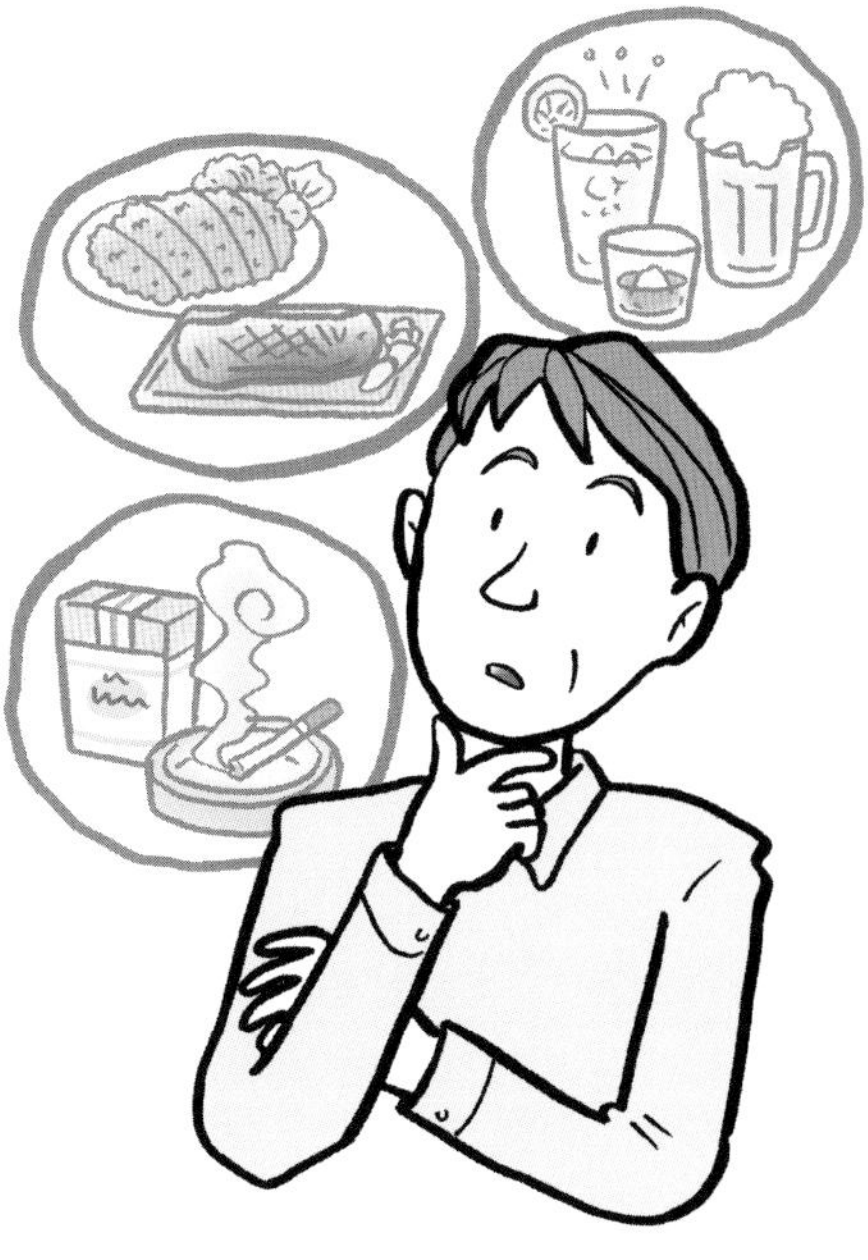

大腸がんは年々増えています

2017年の罹患者数は約15万3000人

がんの中でも、日本人が最も多くかかっているのが大腸がんです。2017年には、1年間で15万3000人が罹患しており、47ページのグラフを見てもわかるように、年々増加傾向にあります。

大腸がんは生存率が高く、死亡する人は罹患者の約3割と、他のがんより少ない傾向がありますとはいえ罹患者数が増えているため、死亡者数も必然的に増えているのが現状です。

1年間にがんで亡くなる人の数は、約37万4000人（2018年）です。そのうち、大腸がんで死亡した人は5万658人、男性2万7098人、女性2万3560人で、部位別にみると男性は第3位、女性は第1位です。

かつては、胃がんで亡くなる人が多かったのですが、現在は胃がんの死亡者数は減少し、肺がんや大腸がんの死亡者数が増えています。

食生活の変化や高齢化が背景に

大腸がんが増えているのは、次のようなことが主な要因とみられています。

●食生活の変化

かつては、主食のご飯に魚介類や海藻、豆腐、野菜などの副菜、汁物といった和食が主体でした。しかし近年、肉類を中心とした動物性たんぱく質、動物性脂肪を多く摂取する食生活の欧米化が顕著になっています。その結果、腸内細菌が有害物質を発生させてがんの発症を促したり、便の停滞時間が長くなって、代謝によって発がん物質が生じたりするなど、リスクファクターが増えてきました。

運動不足

便利な家電製品や交通手段の発達によって体を動かす機会が減り、現代人が運動不足になったことも関係しています。

ストレス

日常的に過剰なストレスを受ければ、腸はナイーブなので影響を強く受けます。免疫機能を低下させ、さまざまな疾患を発生させる引きがねになります。

加齢

年齢階級別にがんの罹患者数・死亡率をみると、一般に高齢になるほど罹患者数も死亡率も高くなります。前述したように、がんは老化の一種ともいわれ（43ページ参照）、加齢はがんのリスクファクターなのです。大腸がんの場合、40歳からが「大腸がん年齢」といわれ、罹患者数が増え始めます。

その他、生活習慣の面では、喫煙や多量の飲酒、肥満などの要素も、大腸がんになりやすい要因です。

チェック 大腸がんになる危険度は？

該当する項目が多いほど、大腸がんのリスクは高くなります。チェックしてみましょう。

- ☐ 肉類が好きで、脂肪分を多くとる
- ☐ 野菜や果物が苦手
- ☐ 食物繊維が不足気味
- ☐ 肥満タイプで内臓脂肪が多い
- ☐ お酒は毎日１合以上飲んでいる
- ☐ タバコを吸う
- ☐ 便秘症だ
- ☐ 運動はほとんどしていない
- ☐ 40歳以上である
- ☐ 家族に大腸がんになった人がいる

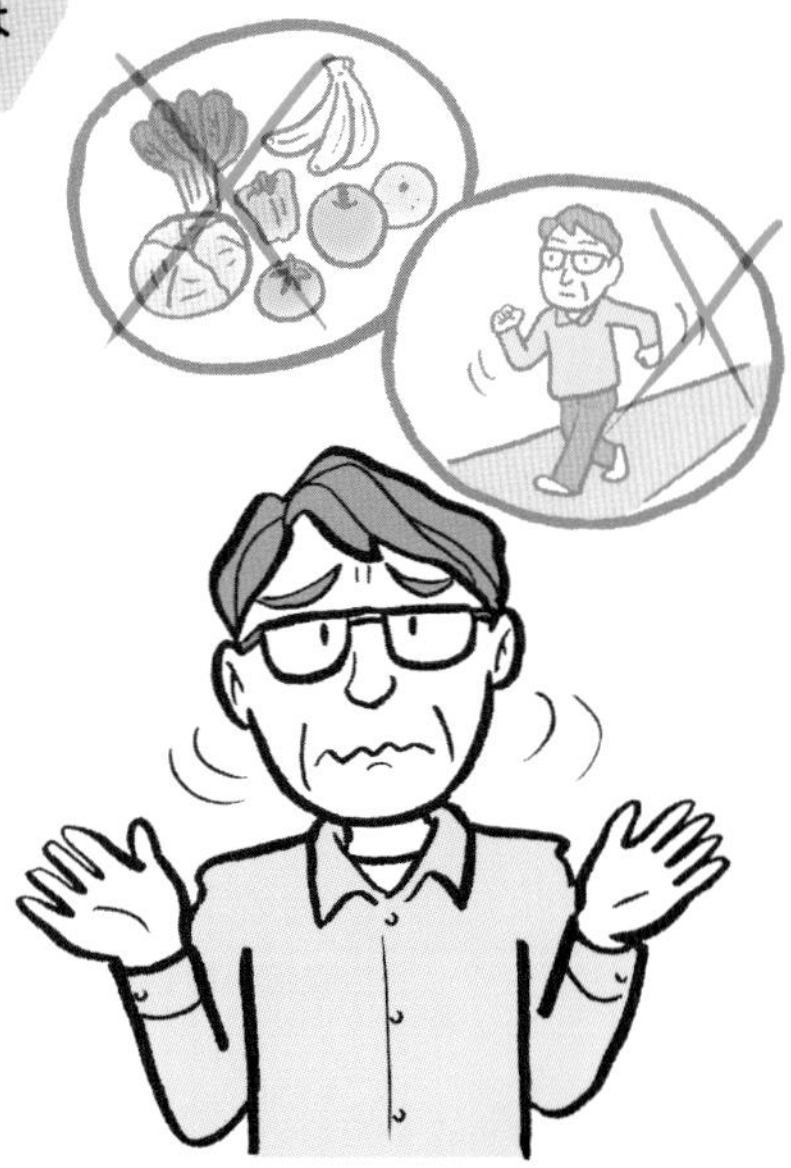

●部位別がん罹患数（2017年）

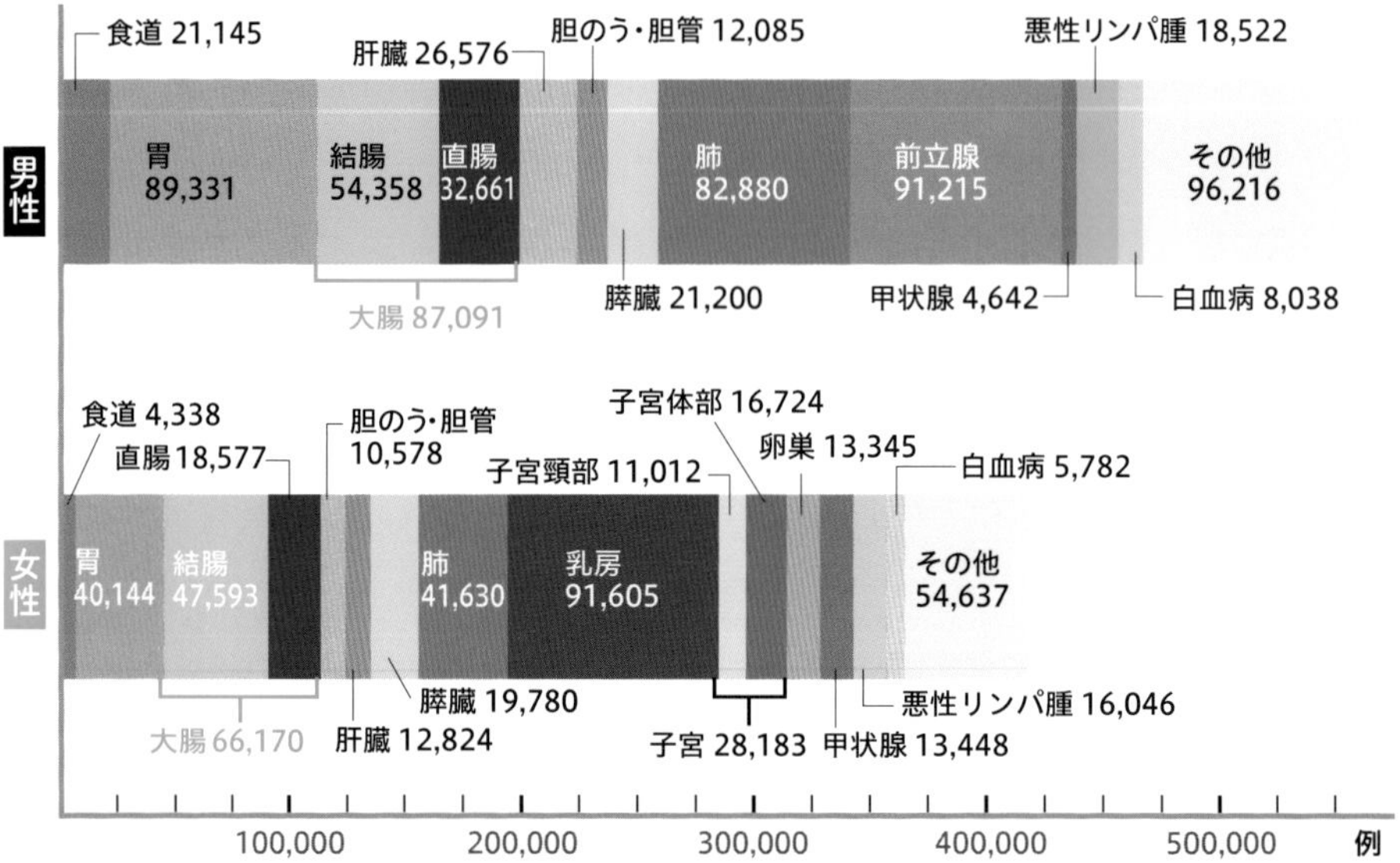

資料：国立がん研究センターがん対策情報センター

●部位別がん死亡数（2018年）

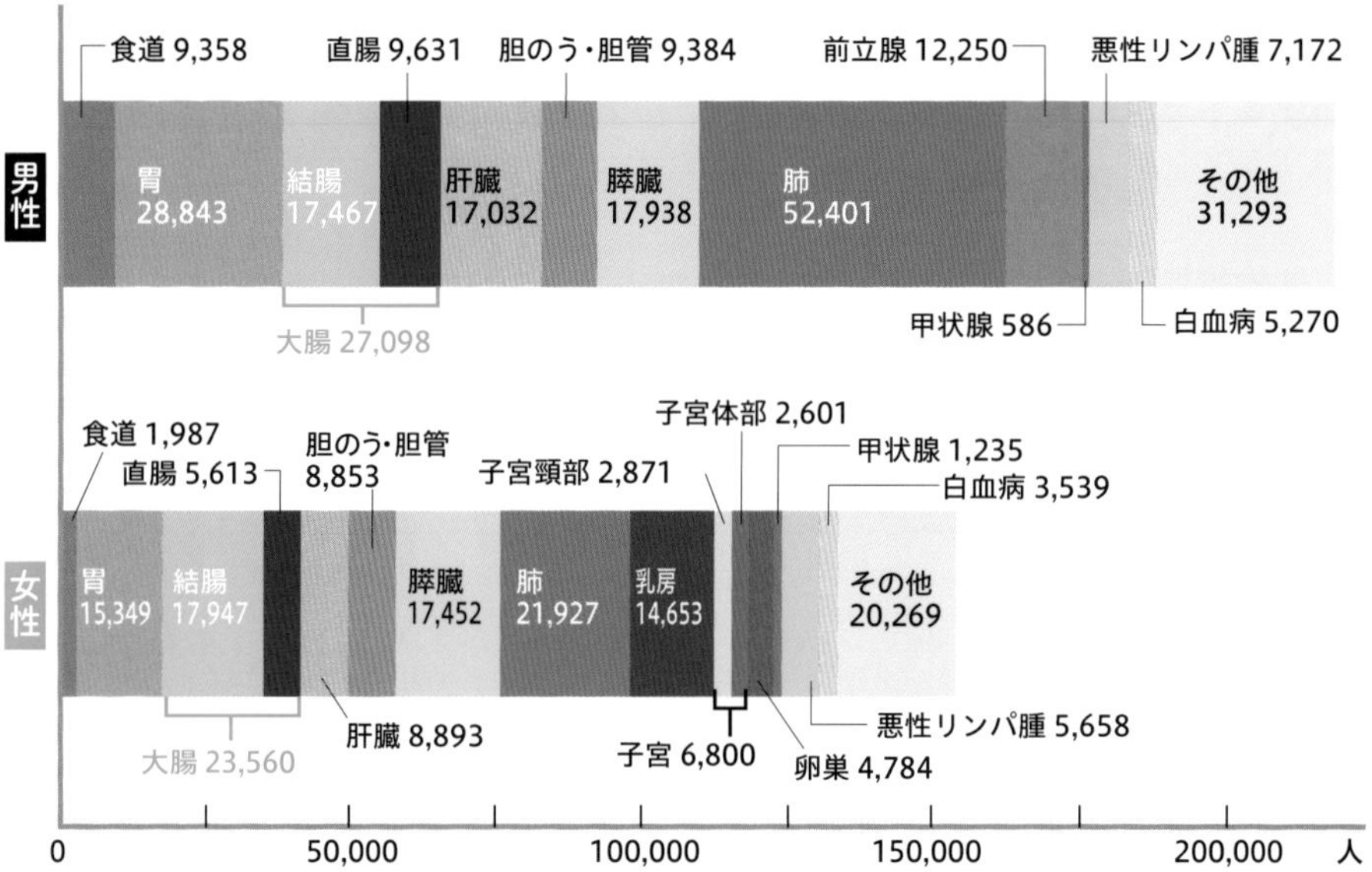

資料：国立がん研究センターがん対策情報センター

●大腸がんの罹患数年次推移(男性・全年齢)

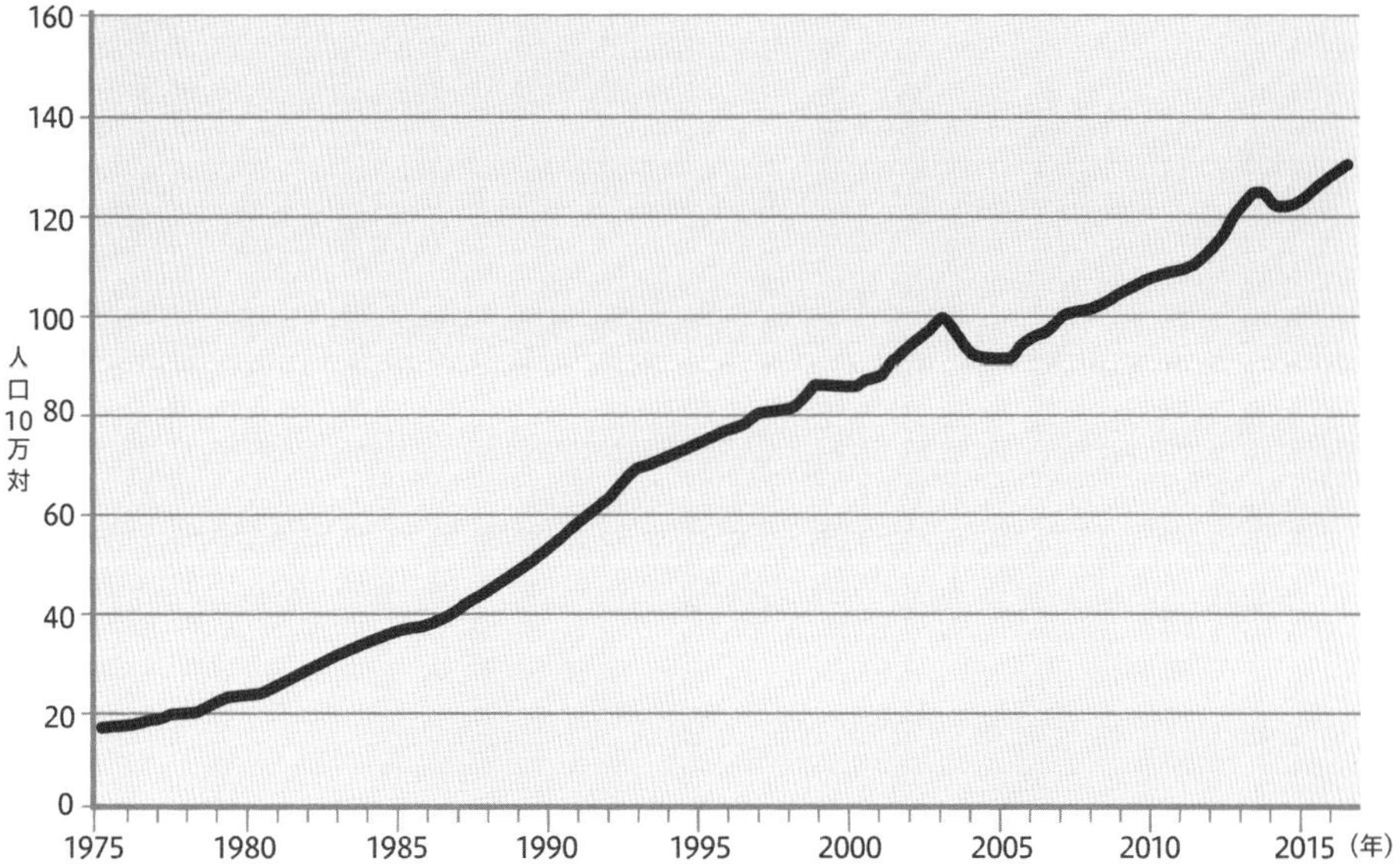

資料：国立がん研究センターがん対策情報センター「がん登録・統計」

●大腸がんの罹患数年次推移(女性・全年齢)

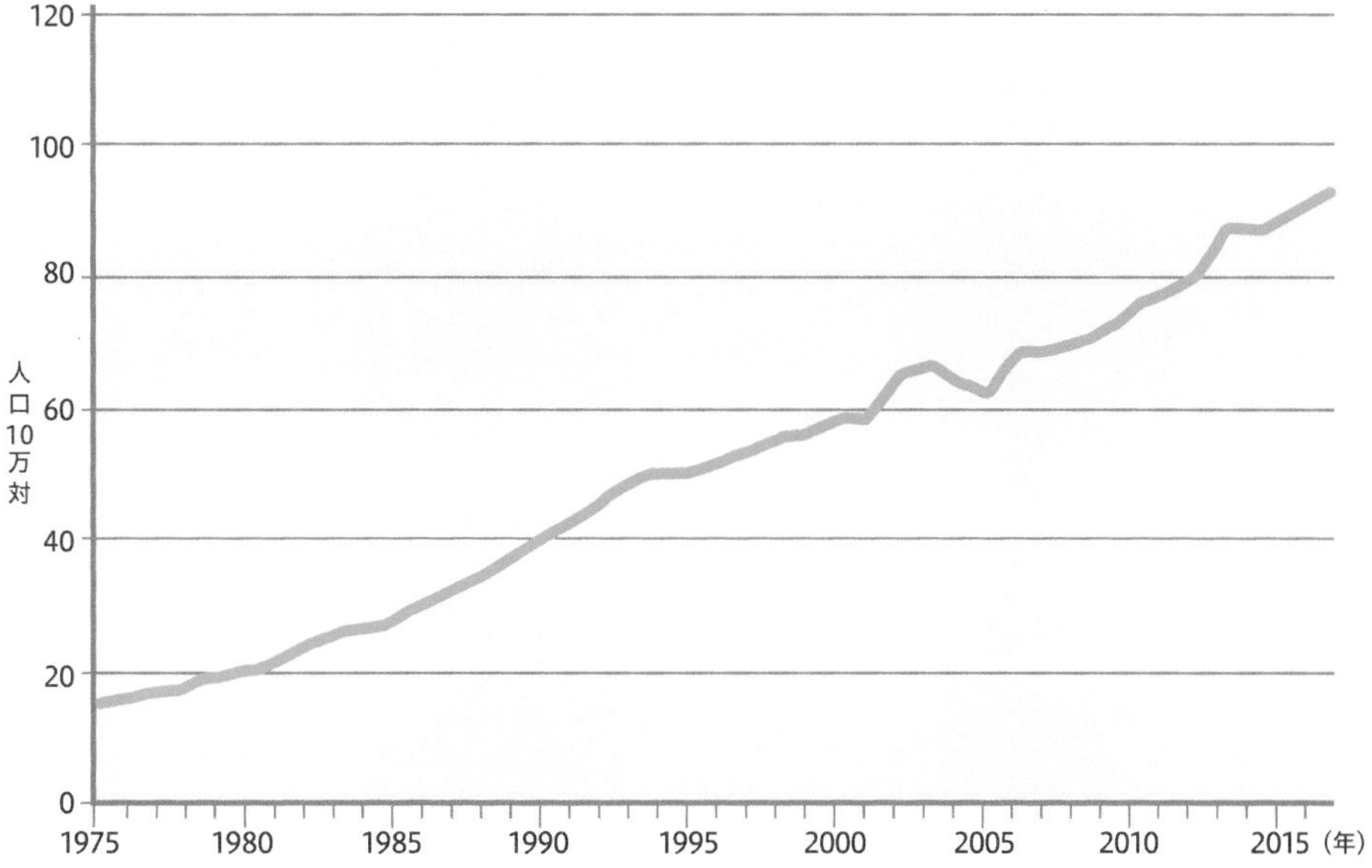

資料：国立がん研究センターがん対策情報センター「がん登録・統計」

知っておきたい検査と診断のこと

便中の血液を調べる便潜血検査

大腸がんの早期はほとんど自覚症状がありませんが、体の内部では異変が起きています。異変を早期に発見するために、地域や職場で健康診断やがん検診などが行われています。とくに、死因のトップであるがんに対しては、厚生労働省でも精度の高い検診ができるように研究や開発を進めてきました。

大腸がん検診は、「便潜血検査」から始めます。便を採取して便中の血液の有無を調べる検査で、仮に1000人検査をすると、1割にあたる100人は陽性（潜血反応がある）と判定され、そのうち3〜4人にがんが発見されるといわれています。かつて、便の採取は1回だけでしたが、現在は2日にわたって2回採取するのが主流です。たとえ陽性反応が2回のうち1回だけでも、次の精密検査を受けることをおすすめします。

便潜血検査で陽性なら精密検査を

陽性と判定されたら、医師が直接みる「腹部触診」「直腸指診」があります。腹部触診は、医師が腹部をさわってシコリの有無や痛みがないかなどを調べます。直腸指診は、医師が肛門から直腸内に指を入れて、がんがあるか調べるものです。肛門に近い直腸がんに有効で、手軽にできる検査です。

精密検査では、大腸に造影剤（バリウム）を注入してレントゲン（X線）撮影する「注腸X線造影検査」と、内視鏡を入れる「大腸内視鏡検査」がありますが、一般的に行われるのは「大腸内視鏡検査」です。肛門から内視鏡を挿入して、大腸の粘膜の状態をモニター画面に映して確認します。数ミリ程度の小さな病変をみつけられるだけでなく、検査と同時に組織採取やポリープ切除を行うことができます。

内視鏡検査の前は腸を洗浄

内視鏡は、直径が10㎜ほど、長さ1・3mほどの細いチューブの先端に小さなカメラとライトがついているもので、電視スコープとも呼ばれます。大腸に便が残っていると正確な検査ができないため、検査前日は消化のよい食事にして、当日は腸管洗浄液（2ℓほど）を飲んで腸をきれいにしてから検査をします。

検査時間は30分ほどで、熟練した医師が行えば痛みはほとんどありません。しかし人によっては苦痛を感じる場合があるので、鎮静薬を使うことなどを相談するとよいでしょう。

要点check　診断までの流れ

- 健康診断、大腸がん検診「便潜血検査」を受ける

↓ 陽性と判定

- 問診（腹部触診や直腸指診などを行う場合もある）

↓

- 精密検査「大腸内視鏡検査」を受ける

↓ ポリープや病変がみつかる
病理検査を行う

- 大腸がんであることを確認する

↓ 「注腸X線造影検査、腹部CT・MRI検査、胸部X線検査」などで転移の有無を調べる

- 確定診断、病期（ステージ）を判定する

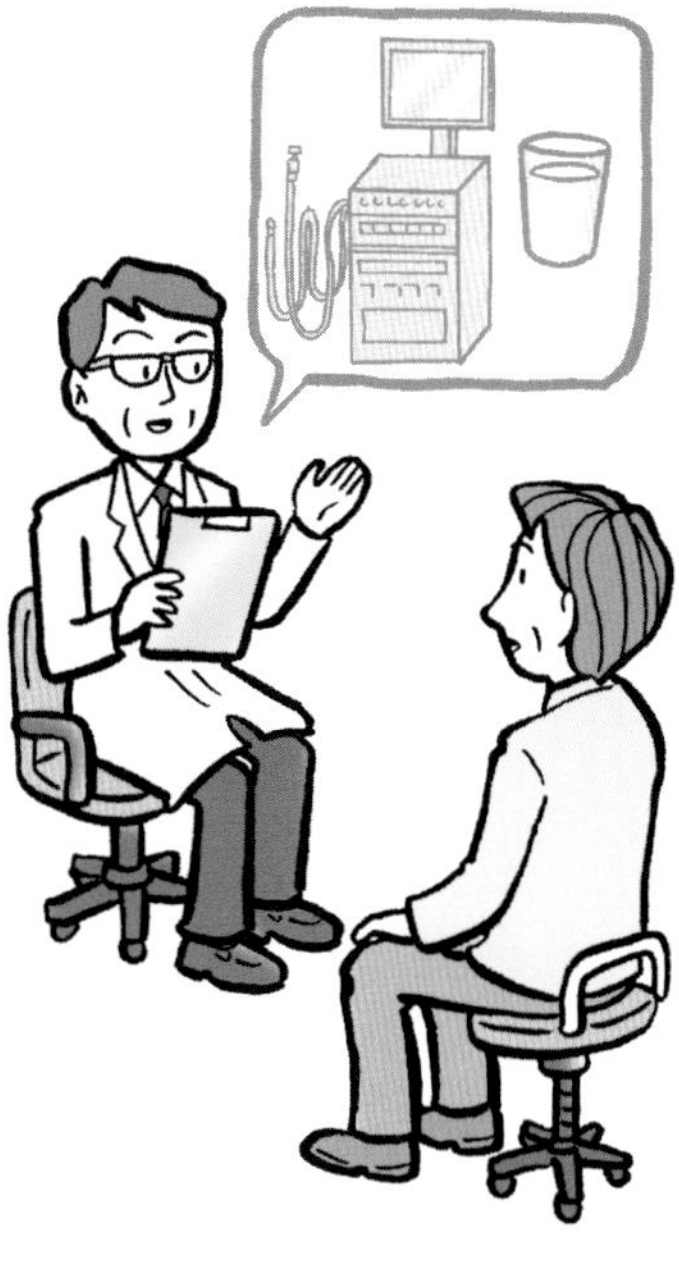

大腸がんの診断確定に必要な検査と流れ

精密検査でポリープや病変がみつかったら、その組織の一部を採取して「病理検査」（切除した組織を顕微鏡で調べる検査）を行い、がんであるかを調べます。「がん」と診断された場合、治療法を考えるためにも、がんの進み具合を示す病期（9ページ参照）を知ることが重要です。病期を把握するためには、次のような検査が必要です。

●注腸X線造影検査

造影剤（バリウム）とX線を用いて、大腸全体を調べる検査。がんができている部位や大きさ、大腸の狭窄の度合いなどがわかります。

●胸・腹部CT検査

体の周囲にX線を照射して、臓器の異常を見つける検査です。全身を一定の輪切りにした状態を画像化できるので、内部の様子がよくわかります。より画像を鮮明にするために、造影剤を血管に入れることもあります。

胸部、腹部を中心に観察し、がんの位置や形、大きさ、大腸周辺のリンパ節や肝臓をはじめとする周囲の臓器への転移などを確認します。精度の高い診断を行うことができ、治療計画に大きく貢献します。検査にかかる時間は15～30分程度です。

●MRI検査

磁気を使い、体の中のくわしい画像を断面図であらわす検査です。大腸の周辺の臓器への浸潤、リンパ節転移の有無などを調べます。腹膜播種（腹膜転移）の有無がわかることもあります。

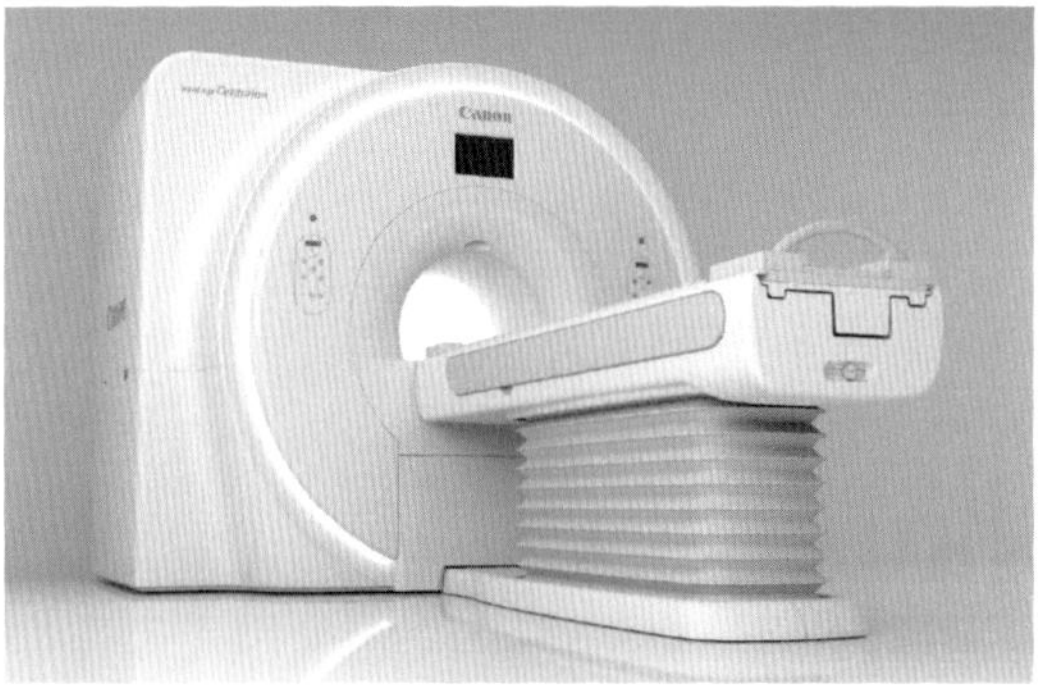

MRI／キヤノンメディカルシステムズ Vantage Centurian

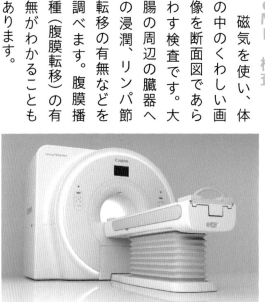

●胸部X線検査

X線を用いて、胸部の透視図を得る検査です。肺への転移の有無を調べます。

●腹部超音波（エコー）検査

人の耳では聞き取れない高周波の超音波を体にあて、内部の様子を確認する検査です。おなかにジェルを塗り、プローブ（検査装置）をあてると、臓器などに超音波があたって跳ね返ってきた信号が、画像化されておなかの様子が映し出されます。がんの広がりや、肝臓への転移を確認するのに有効です。X線を使用しないため、体に害がなく痛みもありません。

●超音波内視鏡検査

内視鏡に超音波の機能を加えた検査です。超音波検査は、エコー（検査）とも呼ばれ、超音波を体にあてて、内臓から反射してくる情報を処理してモニターに画像化します。がんがどの程度浸潤しているか、深達度やリンパ節転移、他の臓器や腹膜への遠隔転移の有無などをみます。

●PET検査

PETとはポジトロン（陽電子）放射断層撮影法のことです。がん細胞は、正常細胞よりブドウ糖の取り込みが多いという性質があります。それを利用し、ブドウ糖に似た糖に放射性物質を結合させた薬剤を注射して、薬剤が集まったところを画像化する検査です。微小ながんも早期発見できる精度の高さと、一度の検査で全身が調べられる点などで注目されています。検査を受ける場合、施設ごとの「自由診療」となっていますが、2010年4月から健康保険の適用範囲が広がり、より一般的に受けられるようになりました。

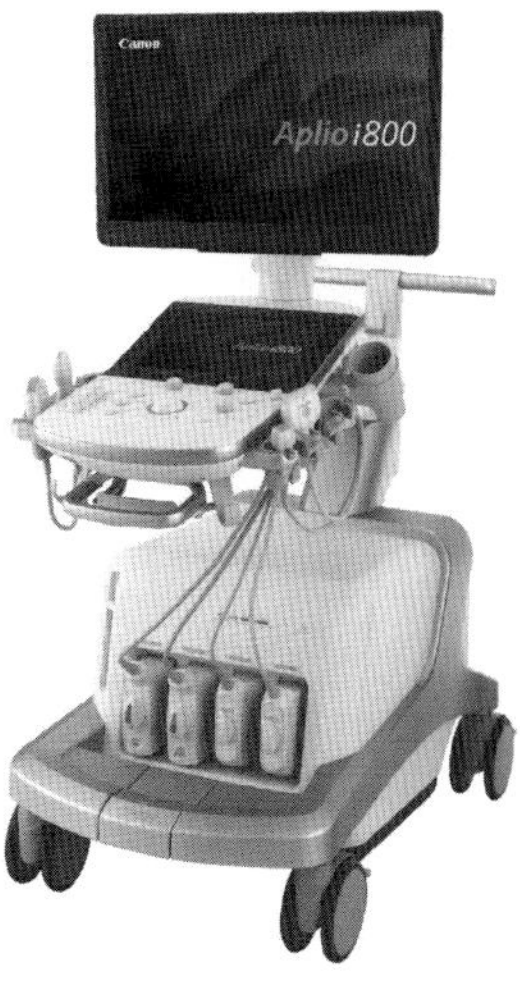

超音波診断装置
キヤノンメディカルシステムズ
Aplio-i800

不安がつきまとう再発と転移のしくみ

消えたと思ったがんが再び増殖する「再発」

治療によって消えたと思ったがんが、再び増殖することを「再発」といいます。再発は、手術をしてがんを切除した箇所の近くに起こる場合と、遠く離れた臓器にがん細胞が運ばれて病巣をつくる場合とがあります。後者を「転移」といいます。また、最初の治療でがんが取りきれなかった場合、目に見えて残っていたがんが再び増殖し始めた場合は、がんの「再燃」と呼びます。

治療後に、目に見えない微細ながん細胞が残っていると再発が起こります。がんの手術では、切り取った組織を手術中に病理検査にまわし、断端にがん細胞がないか確認する術中迅速診断が行われることがあります。もし断端にがん細胞がみつかった場合は、その部分をさらに切除して、がん細胞が残らないようにします。それでも、目に見えない、術中迅速診断でもわからないがん細胞が残る可能性はゼロではありません。また、機能の温存と体へのダメージを少なくするために、切除範囲を広げられないケースもあります。

肝臓と肺に転移しやすい

がんが最初に発生した場所は「原発巣」といいます。原発巣のがんは増殖しながら大きくなり、やがて腸の壁を越えて周辺組織に広がります（浸潤）。さらに、血液やリンパ液の流れに乗って、体内の他の臓器や組織へと運ばれて転移します。大腸がんが転移しやすい臓器は、主に肝臓と肺です。また、腹膜、リンパ節、頻度は低いものの、脳や骨に転移することもあります。

転移の仕方には、「血行性転移」「リンパ行性転

CLOSE-UP

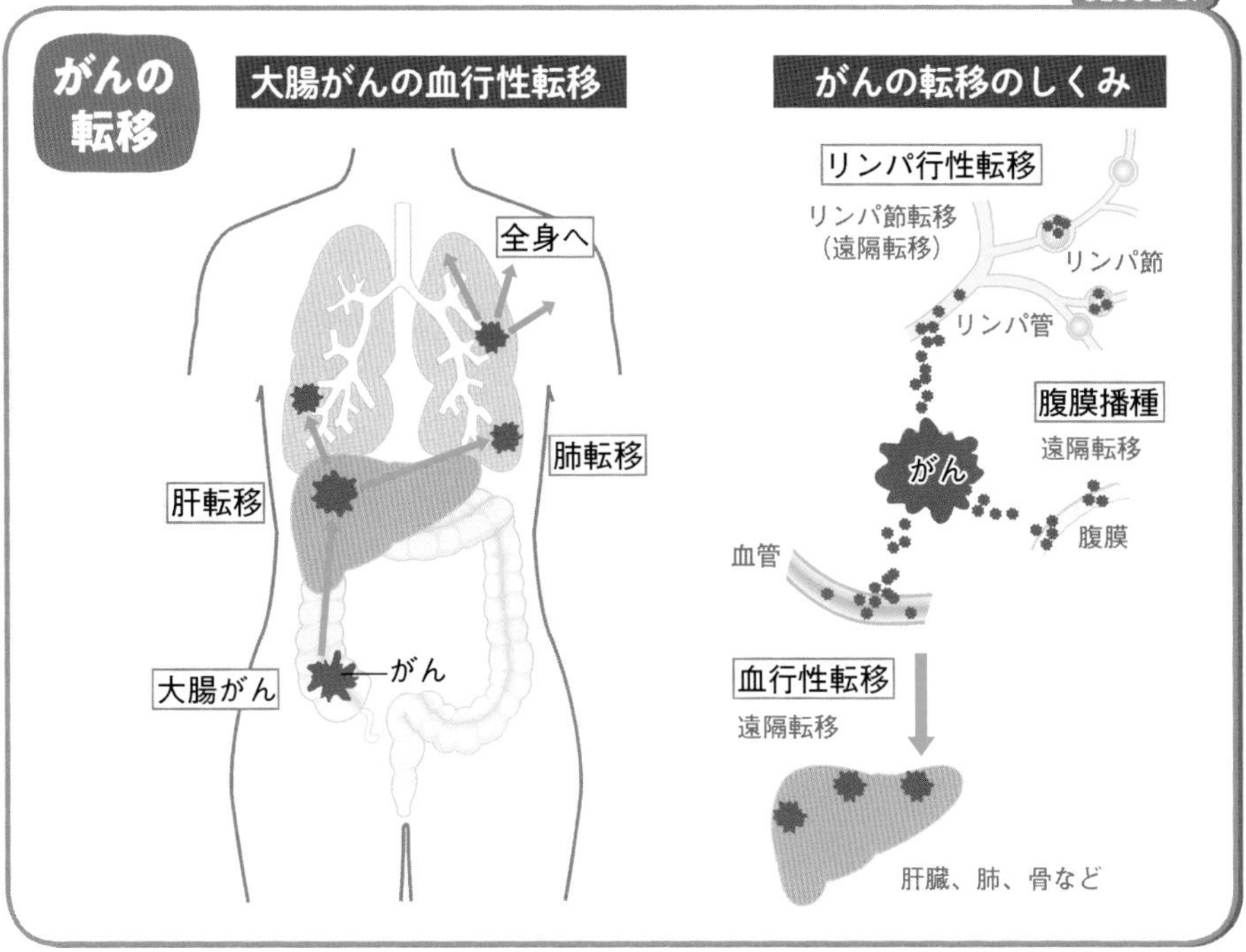

移」「腹膜播種《はしゅ》」の3つがあります。

●血行性転移

血管の中に入り込んだがん細胞が、血流によって遠くの臓器に運ばれて増殖します。大腸や胃などの腹部にある臓器の血流は、まず肝臓に向かい、さらに肺に流れるため、肝臓や肺への転移が多くみられます。

●リンパ行性転移

がん細胞がリンパ管を通ってリンパ節に流れ込み、増殖するものです。原発巣である大腸から遠いリンパ節に転移することもあります。

●腹膜播種

お腹の中に種が播き散らされたようにがん細胞が広がることをいいます。増殖したがんは腸の壁を突き破って腹膜に浸潤し、腹腔内にがん細胞を散らして大きくなります。進行すると腹腔全体に広がり、腹水や発熱などの症状がみられる「がん性腹膜炎」を引き起こしたりします。

コラム

初期がん、早期がん、進行がん、末期がん……がんをあらわす言葉の違い

医学的に正しい言葉を覚えよう

ひとことで「がん」といっても、どれくらい進んでいるのかをあらわす言葉として、さまざまな表現が使われています。代表的なのは、「初期がん」「早期がん」「進行がん」「末期がん」でしょう。とはいえ、それぞれどう違うのか、わかりづらいものです。

医学的に正しいのは、「早期がん」「進行がん」だけです。大腸がんでいうなら、がんが大腸の粘膜内か、あるいは粘膜下層にとどまっているものが「早期大腸がん」、固有筋層を越えて広がっているものが「進行大腸がん」です。主治医の説明を十分理解するためにも、医学的に正しい言葉を覚えておきましょう。

「初期がん」「末期がん」に明確な定義はない

一般的な会話の中で、「初期がん」「末期がん」という言葉は、医師の説明でもよく使われています。しかし、がんの「初期」「末期」という言葉には、明確な定義がありません。「初期」という場合は早期がんを、「末期」という場合は治療の見込みがなく、症状緩和のための治療やケアを主体にせざるをえない状態をさしていることが多いようです。

使う人によって認識に多少ばらつきがあるので、注意してください。不明点は、主治医によく確認することを心がけます。

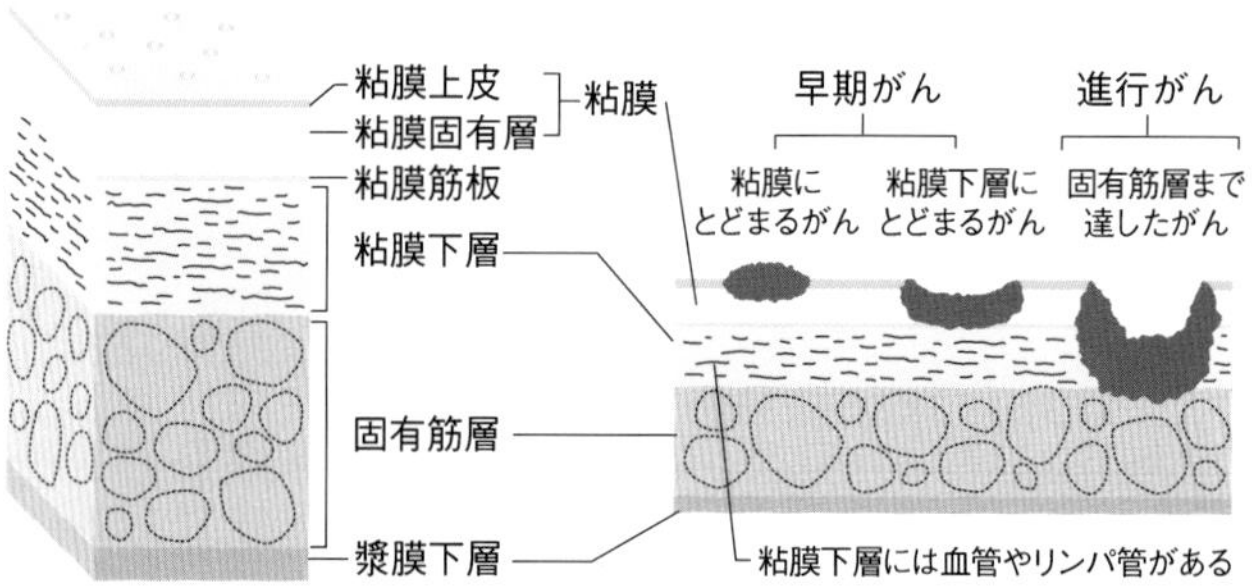

コラム

「標準治療」「診療ガイドライン」ってなに？

科学的に証明されている標準治療

　標準治療とは、治療の有効性が最も高く安全性が確かであると、現時点で認められている治療のことです。国内外で行われた臨床試験によって得られた信頼性があり、科学的にも証明されたデータがもとになっています。具体的な治療方針は、各医学会が編集する「診療ガイドライン」に示されています。

　ときどき、「標準治療以外はしてはいけない」と誤解されることがあります。そうではなく、「標準治療がのぞましい」ということであり、標準治療以外でも患者さんに適した治療を選択する場合があります。

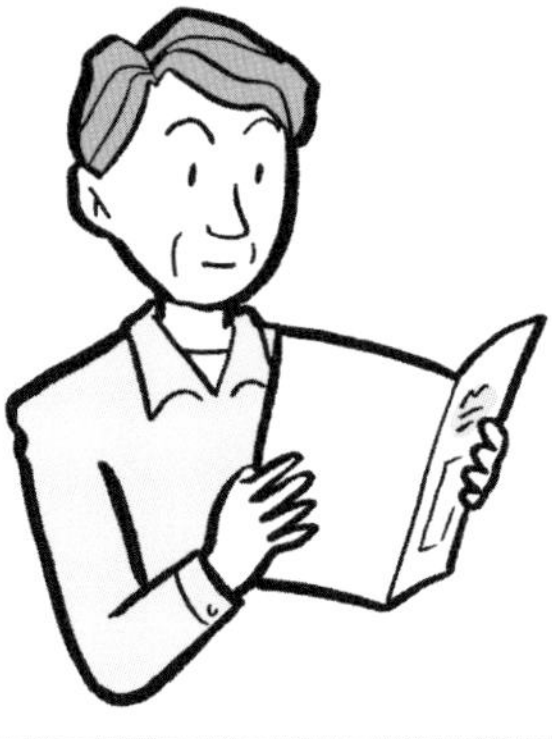

公開されている「大腸癌治療ガイドライン」

　大腸がんの治療ガイドラインは、大腸癌研究会の検討委員会により出版され、同研究会のホームページでも公開されています。このガイドラインは、大腸がんの診療にあたる医師を対象として、次のような目的でまとめられました。

- **大腸がんの標準的な治療方針を示す**
- **大腸がん治療の施設間格差をなくす**
- **過剰診療・治療、過小診療・治療をなくす**
- **一般公開し、医療者と患者の相互理解を深める**

　内容は、総論としてガイドラインの目的や作成の基本方針、利用について、各論では治療、緩和ケア、術後のサーベイランスの方針とその解説、治療法の種類とその解説が述べられています。

「がんが治る」って、どういうこと？

完治の目安は「5年生存率」

がんが治ったといえるひとつの基準は、「治療から5年たって再発がないこと」です。がんの再発は、多くが治療から5年以内に起こります。そこで、治療後5年たって再発がなければ「治った＝完治した」と考えます。それ以降にがんが発見された場合は、新たに発生した別のがんということになります。

「5年生存率」という言葉がよく使われますが、これは治療を行ったすべての人のうち、治療5年後に何％が生存しているかをあらわす数字です。中には、「再発していない人」「再発しているものの生存している人」の両方が含まれますが、治る可能性を知るうえでの目安となります。数字が100％に近いほど、治る可能性は高いと考えられます。

大腸がんは比較的治りやすい

5年生存率は、どこにできたがんか（部位）、どれくらい進んでいるか（進行度）、細胞の顔つきはどうか（悪性度）などの条件によって異なります。早期のがんで、細胞の悪性度が低く、早く適切な治療を行うことができれば、一般に5年生存率は高くなります。

大腸がんは、ステージ0の場合、5年生存率が100％といわれています。ステージⅠは92％、ステージⅡは85％、ステージⅢは結腸がん72％、直腸がん63％です。それらの5年生存率からみても、大腸がんは治りやすいがんといわれています。

また、国立がん研究センターなどの研究グループは、2016年1月19日、白血病などを除く28種類のがんと初めて診断された3万5287人のがん患者さんを10年間追跡して集計した10年後の生存率を初めて公表しました。すべてのがんの10年生存率は58・2％で、5年生存率より5ポイント近く低かったのですが、大腸や胃では、5年生存率とほとんど変わりませんでした。

参考までに、大腸がんの10年生存率は、ステージⅠ96・8％、ステージⅡ84・4％、ステージⅢ69・6％となっています。5年生存率、10年生存率の集計結果は、全国がんセンター協議会のサイトで見ることができます。

第2章

自分に合った治療法を選ぶ

大腸がんの治療は、病期（ステージ）に応じて、内視鏡的治療、手術療法、がん薬物療法、放射線療法が行われます。「先進医療」といわれる最先端の大腸がん治療も登場しています。自分に合った治療法を見極めるために、知識を深めておきましょう。

大腸がんの治療①
内視鏡的治療

内視鏡で切除できるがんの条件

内視鏡を用いて良性のポリープやがんを切除することを、内視鏡的治療といいます。「大腸癌治療ガイドライン」では、内視鏡的治療の適応は次のような大腸がんとしています。

- **大きさは2㎝未満**
- **良性と判断したポリープまたはリンパ節転移の可能性がほとんどない粘膜内のがん、粘膜下層の浅い部分にとどまっているがん**

ただし、切除したがんを病理検査に回して、その結果によっては外科的な切除が必要になる場合もあります。

形や大きさによって決まる代表的な3つの切除術

内視鏡的治療は、肛門から内視鏡を挿入し、内視鏡の先端の器具を使ってがんを切除します。切除する方法は、がんの形や大きさによって、次の3つに分けられます。

●ポリペクトミー（内視鏡的ポリープ切除術）

茎のあるポリープ型の早期がんや、良性のポリープが対象です。内視鏡からスネアという金属の輪を出して、病変の茎の根元に引っかけて締めつけ、高周波の電流を流して焼き切ります。切り取ったポリープは、鉗子で取り出します。治療の時間は短く、入院しない場合もあります。

●内視鏡的粘膜切除術（EMR）

平坦な形をした「デノボがん」（5ページ参照）が対象です。デノボがんとは、粘膜から直接に発生するがんで、デノボという言葉はラテン語で「初めから」という意味です。デノボがんは茎がないためスネアがかかりません。がんの下の粘膜下層に生理食塩水などを注射して、がんを固有筋層から持ち上げ、茎のあるポリープ状に膨らませます。盛り上がった部分にスネアをかけて、ポリペクトミーと同様に高周波の電流を流して焼き切ります。

CLOSE-UP

ポリペクトミーと内視鏡的粘膜切除術（EMR）

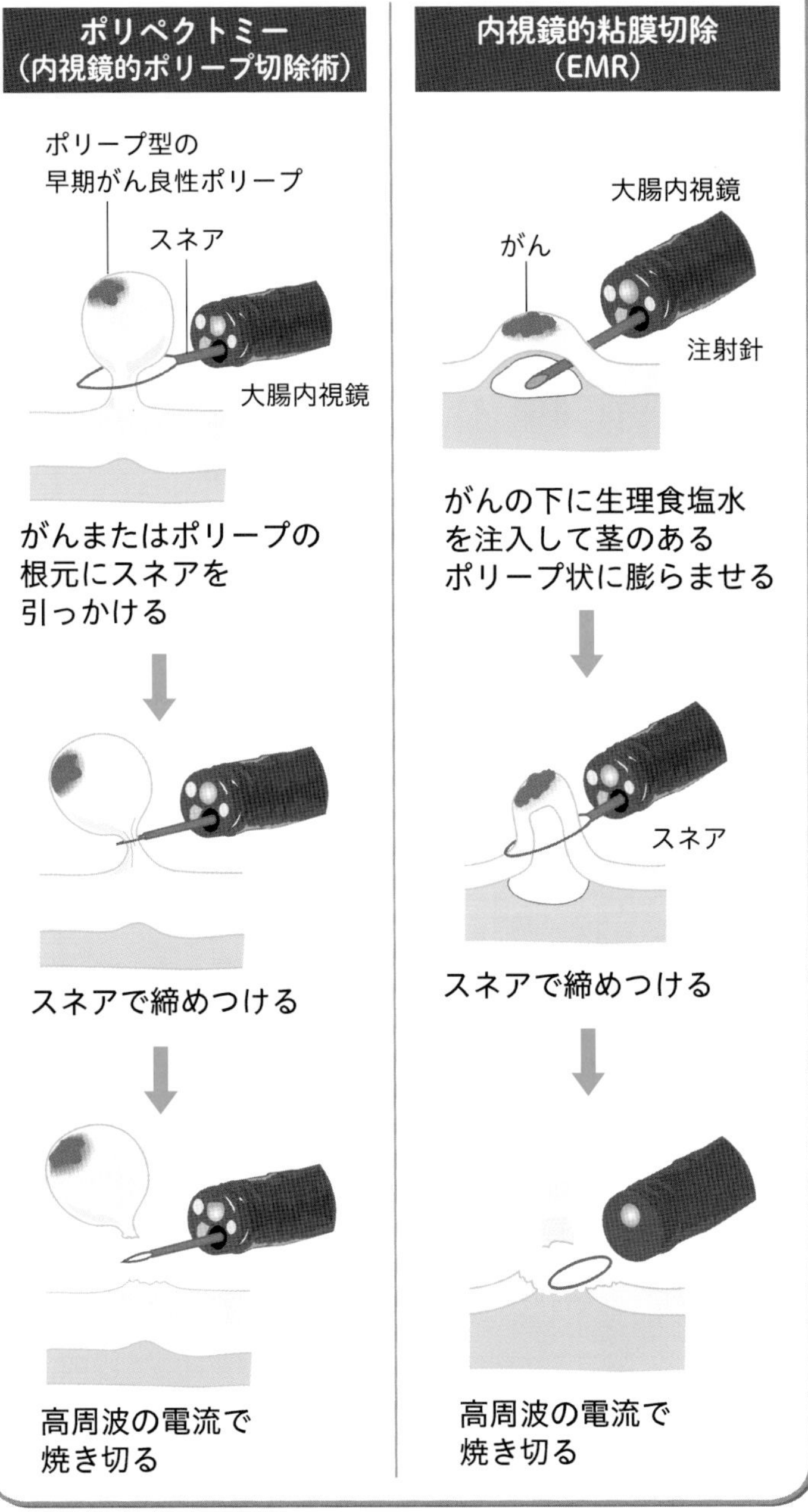
ポリペクトミー
（内視鏡的ポリープ切除術）
ポリープ型の
早期がん良性ポリープ
スネア
大腸内視鏡
がんまたはポリープの
根元にスネアを
引っかける
スネアで締めつける
高周波の電流で
焼き切る
内視鏡的粘膜切除
（EMR）
大腸内視鏡
がん
注射針
がんの下に生理食塩水
を注入して茎のある
ポリープ状に膨らませる
スネア
スネアで締めつける
高周波の電流で
焼き切る

内視鏡的粘膜下層剥離術（ESD）

前述のEMRでは、一括切除できる大きさが限られます。安全に切除できる大きさを超える場合は、分割して切除する方法がとられていました。ただし、分割切除では取り残す可能性もあるため、一度に切除できる方法として開発されたのがESDです。

●ESDの手順

内視鏡を大腸の中に入れて、内視鏡の先端から出る器具でがんの周辺に目印をつけます。がんの下の粘膜下層に生理食塩水などを注入してがんと周囲を持ち上げ、専用ナイフでがんの周囲の粘膜を切開します。粘膜下層を専用ナイフで剥離して切除し、最後に止血します。

ESDは、EMRより広範囲のがんを一括で切除できるため、再発の危険が少ない有効な方法です。しかし、大腸の壁は薄いので、穿孔《せんこう》や出血などの合併症の可能性が高くなります。

ESDは高い技術を必要とするため、実施できる機関は限られています。2012年4月から保険が適用されるようになりましたが、「最大径が2～5㎝の早期がんまたは腺腫に対して、病変を含む範囲を一括で切除した場合」などの保険適用の条件があります。

内視鏡的治療のメリットとデメリット

かつては、早期がんでもお腹をメスで切り開く外科手術が一般的でした。そんな中、内視鏡的治療の登場で選択肢が増えています。内視鏡的治療のメリットとデメリットを見極めて、選択の目安にしましょう。

●メリット

開腹手術に比べると、内視鏡的治療はお腹を切らずにがんを切除できるため、体への負担が少なく、回復が早いことがメリットです。また、腸を切らないので、その後の排便習慣の変化もなく、手術前と変わらない生活をすることができます。切除したがんの病理検査の結果に問題がなく、切断面にもがんがみつからなければ、ほぼ治癒したとみてよいでしょう。

●デメリット

内視鏡的治療は局所的な治療なので、取り残しや転移のリスクがあります。粘膜下層深部まで浸潤している場合は、大腸壁の外のリンパ節転移の可能性があります。内視鏡では、大腸壁の外にあるリンパ節切除はできません。また、内視鏡で切除した組織の辺縁までがん細胞が浸潤して取り残しの可能性がある場合、あらたに腸管切除などの追加手術が必要になることもあります。転移の可能性があっても放置しておくと、約10％の確率でリンパ節転移がみられるとされています。

Dr's アドバイス

血液をサラサラにする薬を服用している人は出血に注意

大腸の粘膜には痛みを感じる神経がないため、内視鏡で切除しても痛くありません。また、切除したときに、電気的凝固によって止血ができるので出血も少ないのが特徴です。

ただし、血液を固まりにくくする抗血栓薬の「ワルファリンカリウム（商品名：ワーファリン、ワルファリンK）」などを服用している人は、切除したときに大きな出血を起こす可能性があります。治療を行う数日前から服用を中止したり、他の薬に変えたりするなどの対策が必要です。該当する人は、主治医に相談してください。

CLOSE-UP

内視鏡的粘膜下層剥離術（ＥＳＤ）

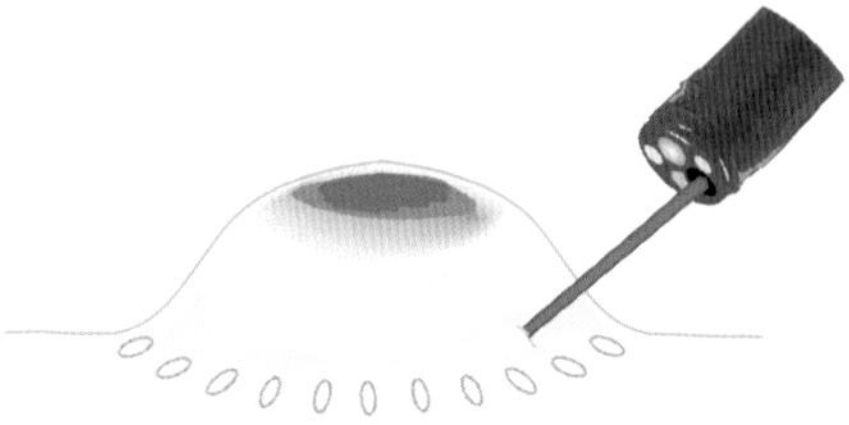

●内視鏡の先端から出る器具でがんの周辺に目印をつける

●がんの下の粘膜下層に生理食塩水を注入して、がんとその周囲を持ち上げる

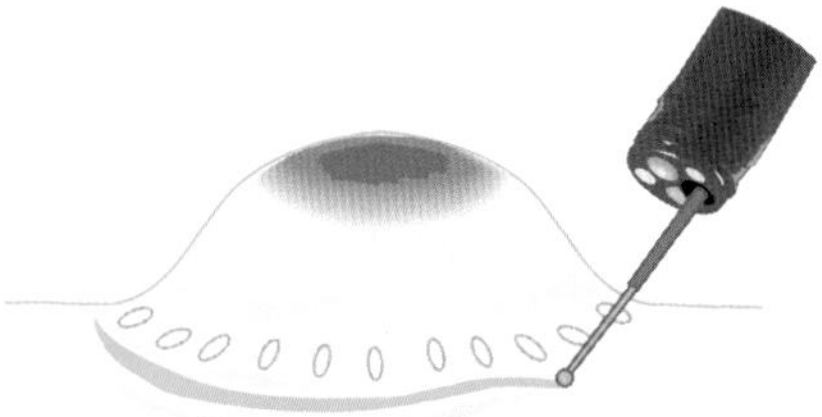

●専用のナイフでがんの周囲の粘膜を切開する

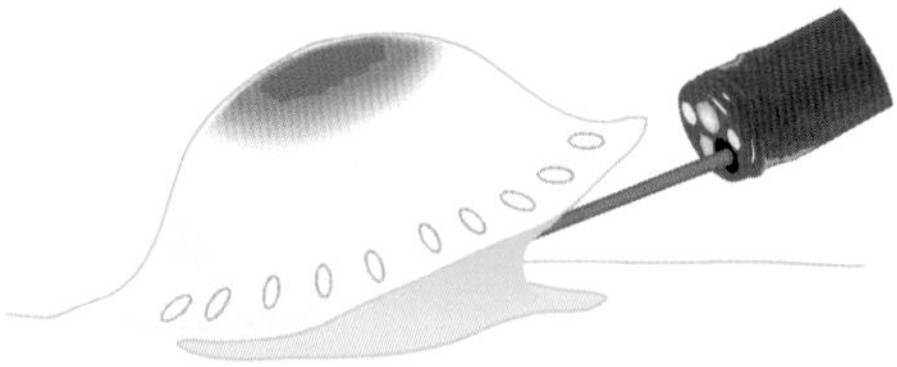

●粘膜下層を専用ナイフではぎ取る

●切除した表面を止血する

大腸がんの治療②　手術療法

腹腔鏡手術と開腹手術 2種類ある

大腸がんの手術療法は、「腹腔鏡手術」と「開腹手術」があります。S状結腸切除や横行結腸切除のほか、進行がんやむずかしい直腸がんの切除まで、腹腔鏡手術と開腹手術のどちらでも行うことができます。従来は、手術療法といえば開腹手術しかありませんでした。そこに腹腔鏡手術が導入され、腹腔鏡で行うか、開腹で行うかという選択肢が広がったのです。

ただし、病院の体制や技術力の理由から開腹手術を中心に行っているところもあり、腹腔鏡と開腹手術をともに実施する機関は全体の3割程度とみられています。

腹腔鏡手術は 術後の回復が早い

腹腔鏡手術とは、内視鏡の一種である腹腔鏡を用いて、お腹を大きく切開しないで行う手術です。

●腹腔鏡手術の手順と方法

・がんのある部分に合わせて、腹部に5～10㎜程度の穴を4～5個あけて、腹腔鏡や手術器具（鉗子）を入れます。

・お腹の内部がよく見えるように、腹腔内に炭酸ガスを入れて膨らませます（気腹操作）。

・気腹されたお腹の中に、腹腔鏡を挿入します。腹腔鏡の先端にはカメラがとりつけられ、モニター画面にお腹の中が拡大されて映し出されます。その画面を見ながら鉗子《かんし》を操作し、がんを含んだ腸管や周囲のリンパ節を切除します。

・切除した腸管やリンパ節は、お腹を4～5㎝ほど切開して体外に出します。切除したあとの腸の一方の切断面ともう一方の切断面を縫い合わせます（吻合）。

●腹腔鏡手術のメリット

開腹手術の場合、一般的にお腹を15〜20㎝ほど切開するので、20㎝前後の大きな傷が残ります。

腹腔鏡手術では、残る傷は4〜5㎝ほどと小さく、手術による体の負担も軽くすみます。術後の痛みが少なく、腸閉塞などの合併症もあまり起こりません。回復も早く、術後3〜4日で通常の食事ができて1週間前後で退院が可能です。ちなみに、開腹手術の場合は、術後1週間で通常の食事となり、2週間前後の入院が必要です。

腹腔鏡手術は、かつて早期がんに限られていましたが、器具や技術が進歩し、リンパ節の切除が必要な進行がんにも適応になりました。実際に、D2郭清あるいはD3郭清のリンパ節郭清（68ページ参照）を伴う結腸の進行がんの腹腔鏡手術も行われています。

また、開腹手術より手術時間が長いといわれますが、技術力と熟練しだいで手術時間を短縮することも可能です。腹腔鏡手術が適応できるがんの進行度と手術時間に関しては、設備と技術力をそなえた医療機関を選びましょう。

要点check 手術療法の原則

大腸がんを手術するうえでの基本的な考え方は、次のとおりです。

転移のリスクがあるリンパ節を切除する

がんができている腸管の切除と、その近くのリンパ節を切除する「リンパ節郭清」を行います。

がん細胞はリンパ管を通ってリンパ節に流れ込み、リンパの流れによって徐々に遠くのリンパ節へ転移していくので、そのリスクをなくすためです（68ページ参照）。

がんから10㎝離れたところから腸管を切る

目には見えないがん細胞が、広がっていることがあります。がん細胞を取り残さないために、がんだけではなく範囲を広げて、がんの両端からそれぞれ10㎝離れた部位で腸管を切ります。

CLOSE-UP

腹腔鏡手術

腹腔鏡手術の方法

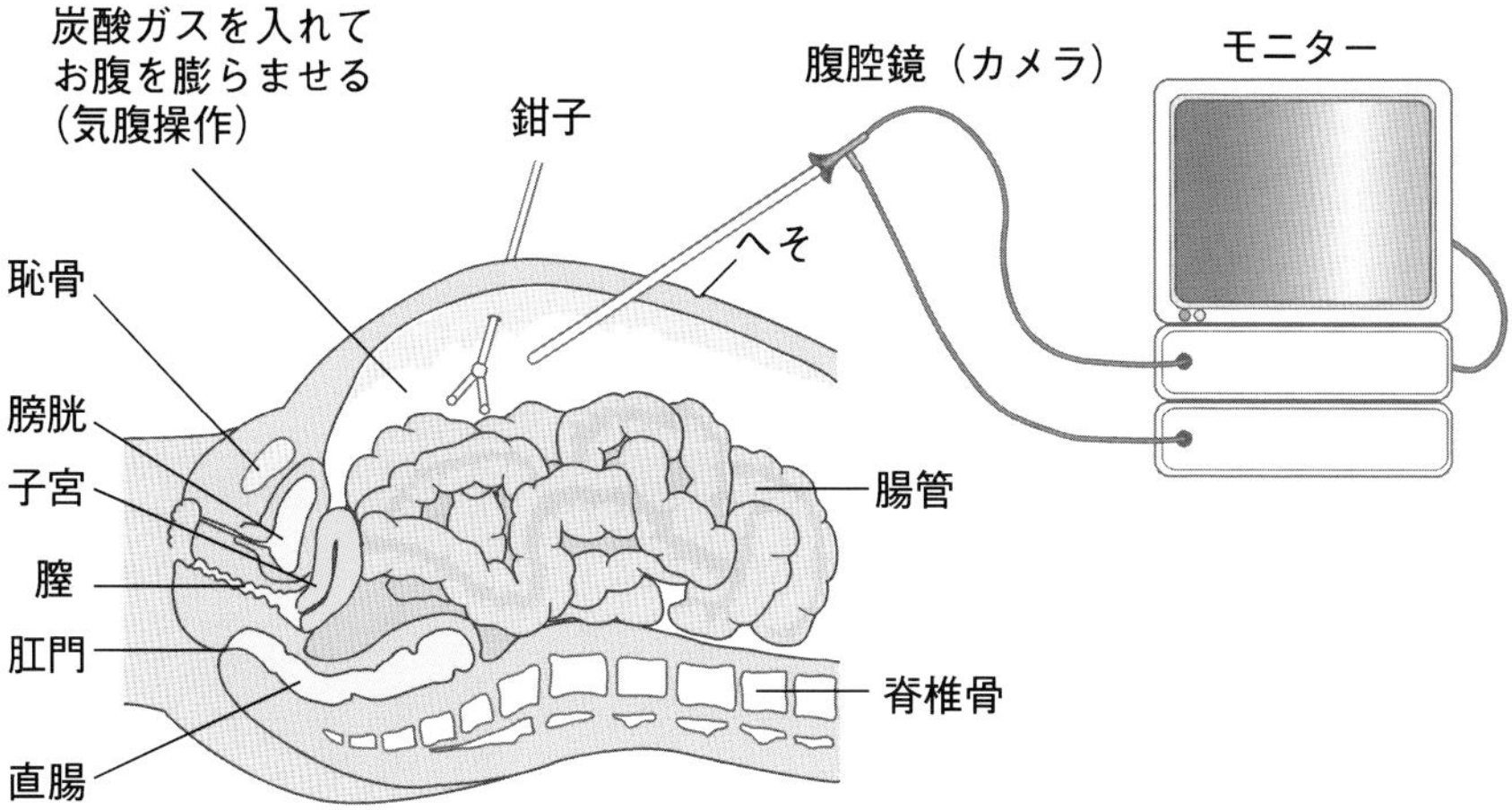

腹腔鏡S状結腸切除術でお腹にあける穴の位置

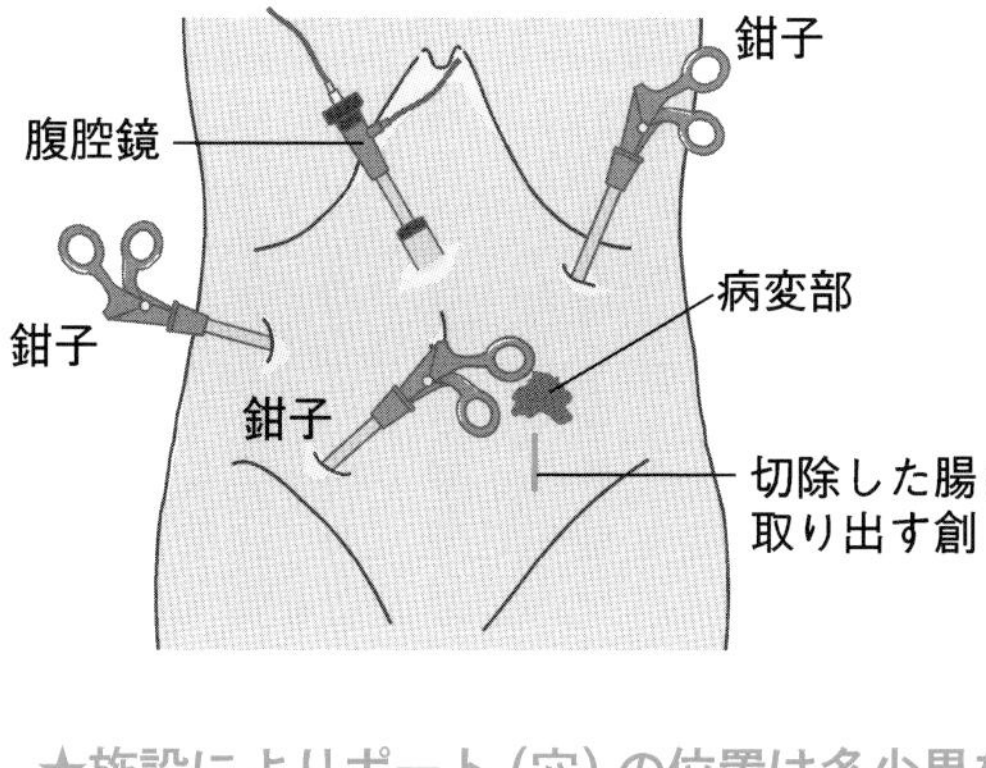

S状結腸切除術（開腹手術）の手術創

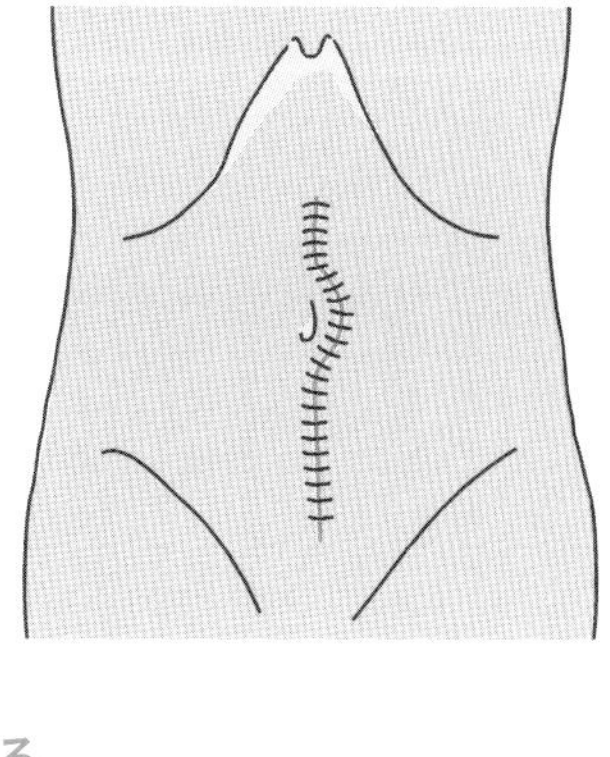

★施設によりポート（穴）の位置は多少異なる

出典：『大腸癌治療ガイドラインの解説』（大腸癌研究会、金原出版）より一部改変

知って
おきたい

もっと くわしく 腹腔鏡手術

腹腔鏡手術とは？

お腹を大きく切らずに、小さな穴を数カ所あけて、そこから特殊な手術器具を入れて行う手術です。視野の狭いお腹の中の操作は、開腹手術に比べるとむずかしいものです。そのため、腹腔鏡手術が大腸がんに導入された1990年代初めには、広い範囲でリンパ節もいっしょに切除する進行がんや、大きながんには適していないとされていました。

進化する腹腔鏡と治療効果

現在は、手術の担当医の経験値が上がるとともに、手術器具の開発が進み、モニター画像の精度も格段によくなっています。そのような状況の変化によって、広範囲のリンパ節切除や大きながんの手術にも対応できるようになりました。

ただし、日本に腹腔鏡手術が導入されて、まだ25年あまりと歴史が浅く、進行がんに対して腹腔鏡手術を行った場合、開腹手術と同じような5年生存率や完治の結果が得られるかが問題です。

海外では、2000年代になって腹腔鏡手術と開腹手術の治療効果は同じであるという研究結果が発表されています。日本でもそのことを証明する臨床研究が行われました。結果はほぼ同様で、腹腔鏡手術の結果は劣るものではないと認識されています。

医師や医療機関に格差がある現状

腹腔鏡手術を行う医師や、医療機関の格差も問題になっています。腹腔鏡手術は特殊な技術が必要なので、医師・病院の経験値の差は臨床にも影響します。

一般的には、実績の少ない医師・病院では、腹腔鏡手術は症状が軽い大腸がんのみ対象になっているかもしれません。一方、早い段階から腹腔鏡手術を手がけている大腸がんの専門病院では、進行がんなどにも実施されているのが現状です。

高度な技術と経験が必要

たとえば、お腹の中で背中側に位置する大腸の手術をするには、腹腔鏡の操作に高度な技術が求められます。経験の少ない医師が担当すると、出血や臓器の損傷など合併症が起こる可能性もあります。

腹腔鏡手術は、早期がんから進行がんまで対応できる方法ですが、手術者が高度な技術と経験をもっていることが大変重要です。

腹腔鏡手術を希望する場合、病院での実施件数や手術担当医の経験値を確認すると安心です。

初発がん腹腔鏡手術の割合の推移
（がん研有明病院の手術件数）

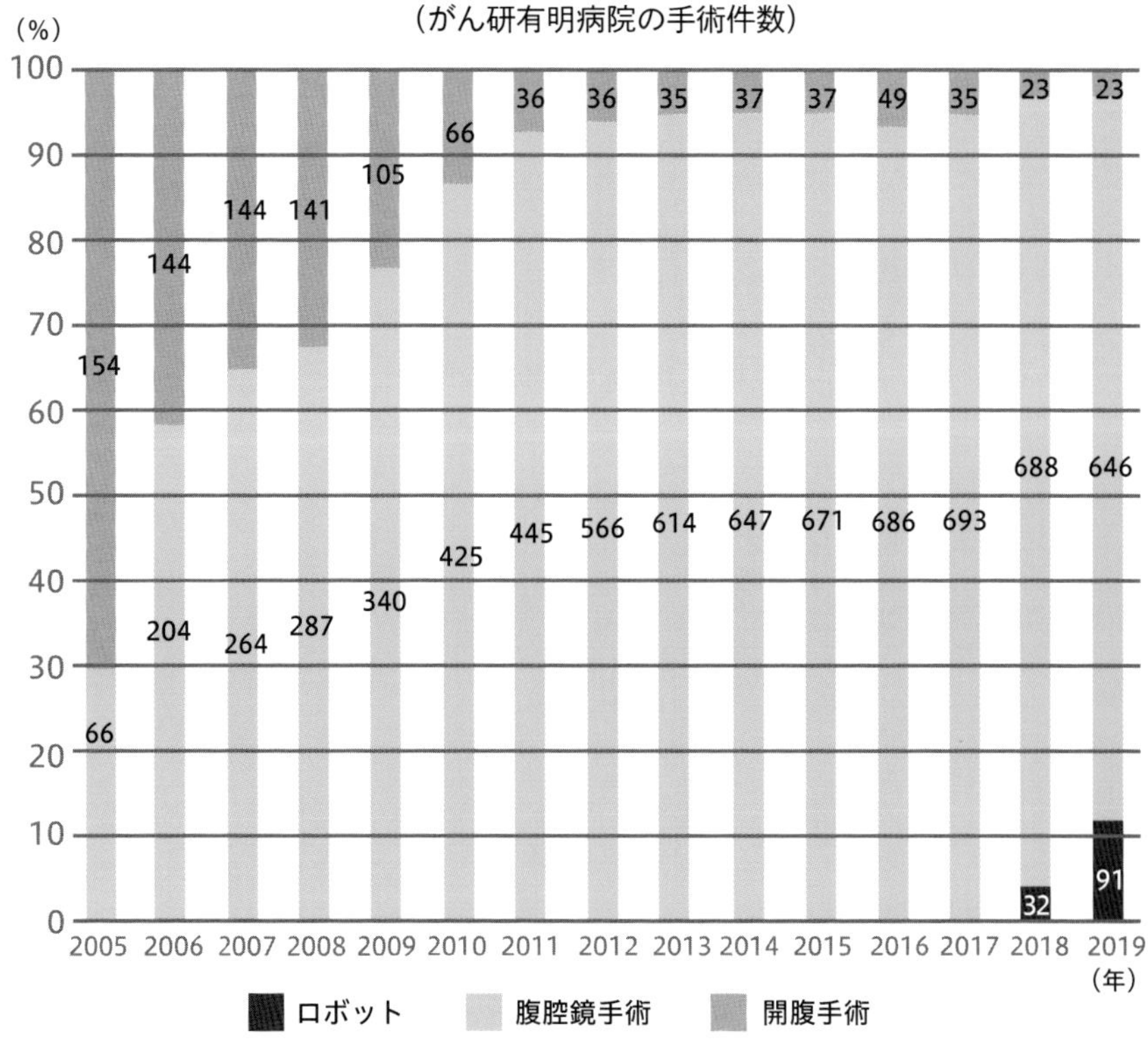

結腸がんの切除術は、リンパ節郭清を行う

結腸がんの手術は、がんの両端からそれぞれ10㎝離れた部位で腸管を切ります。同時に、「リンパ節郭清」も行います（69ページ上図参照）。リンパ管は、腸の壁から外へと血管に沿って、網の目のように全身に広がっています。がん細胞は、リンパの流れに乗って、近くのリンパ節から順に遠くへと転移します。リンパ節郭清は、転移を防ぐために、がんの進行度（ステージ）に応じた範囲で行われるものです。

「大腸癌治療ガイドライン」では、リンパ節郭清は、次の3種類に区分しています。

・**D1郭清** がんのある腸管に沿ったリンパ節（腸管傍リンパ節）を切除する。

・**D2郭清** がんのある腸管に流入する血管（栄養血管）に沿ったリンパ節（中間リンパ節）も切除する。

・**D3郭清** 栄養血管の根元にあるリンパ節（主リンパ節）も切除する。

●がんが発生した部位による切除術

結腸がんの切除術には、がんが発生した部分と切除の範囲によって、「回盲部切除術」「結腸右半切除術」「横行結腸切除術」「結腸左半切除術」「S状結腸切除術」という方法があります。

いずれも、目に見えないがんを取り残さないように、がんの両端からそれぞれ10㎝のところで腸管とリンパ節を切除し、残った腸同士をつなぎ合わせます（吻合）。吻合には、手で縫い合わせる方法と、「自動吻合器」といわれる器械でつなぎとめる方法があります。

大腸は1.5m前後と長い臓器なので、20㎝ほど切除しても、水分吸収などの大腸の機能に影響はありません。また、リンパ節郭清を行っても、術後に後遺症があらわれることはほとんどありません。

手術時間は3時間程度で、順調に回復すれば2週間ほどで退院できます。

CLOSE-UP

結腸がんのリンパ節郭清

リンパ節郭清の範囲

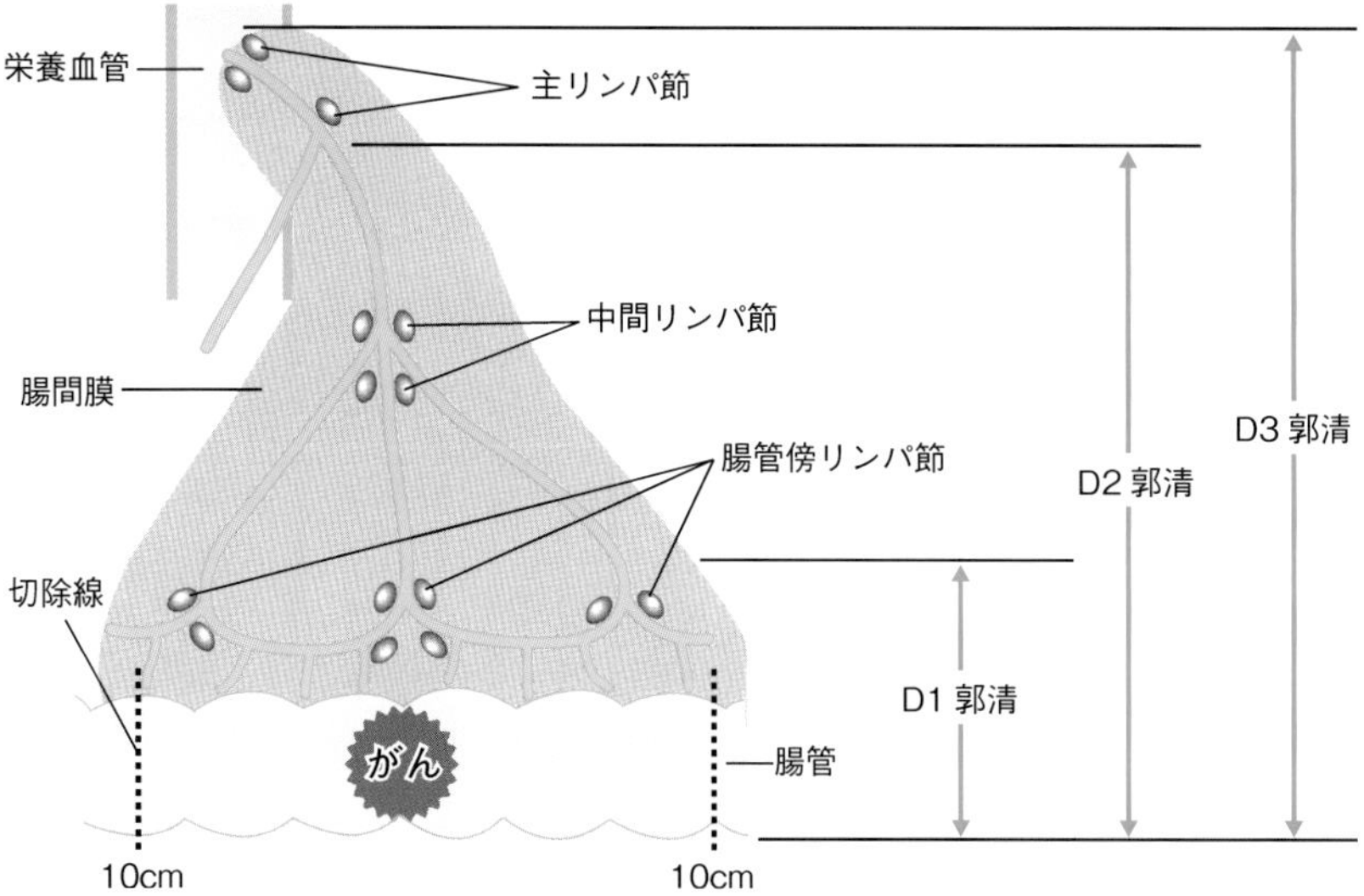

結腸切除術（D3 郭清と吻合）

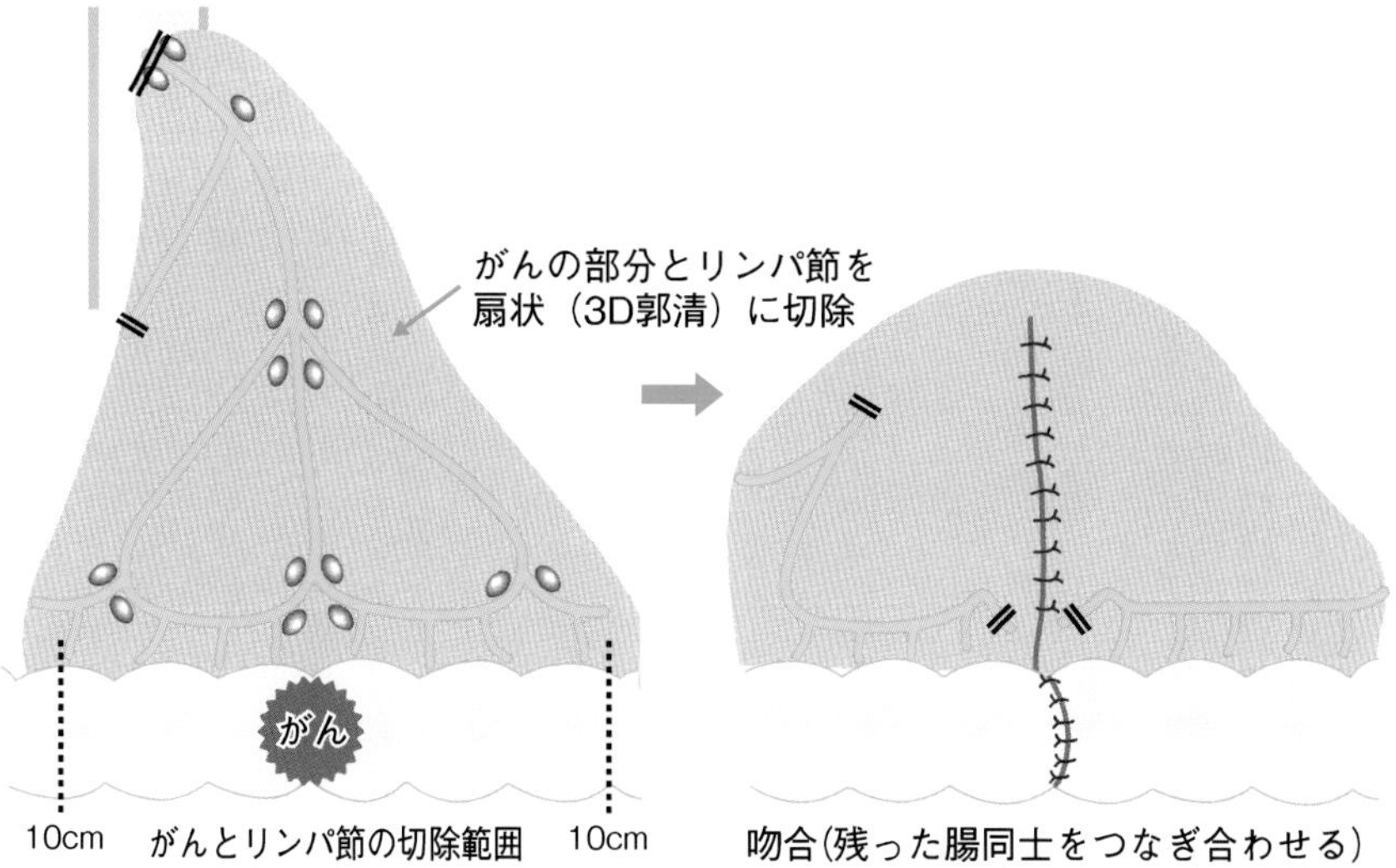

出典：『大腸癌治療ガイドラインの解説』（大腸癌研究会、金原出版）より一部改変

直腸がんの切除術は8割が肛門を温存

直腸のまわりには膀胱や尿道のほか、男性は前立腺、女性は子宮や卵巣などの重要な臓器があります。そのような臓器の機能をコントロールする自律神経は、直腸に接するように集まっています。

重要な臓器と密接する直腸がんの切除術は、「肛門を温存する方法」と、「直腸と肛門をともに切除する方法」に大きく分けられます。現在は、下部直腸がん手術の約8割は肛門温存術です。

また、がんが肛門縁から5〜10㎝で粘膜内や粘膜下層にとどまっている早期がんの場合、がんだけを切除して、リンパ節郭清も行わない「直腸局所切除術」という方法もあります。

●肛門を温存する切除術

肛門を残す直腸がんの切除術は、一般に「前方切除術」といいます。お腹から直腸にアプローチして、がんの発生した腸管と転移の危険性があるリンパ節を切除します。代表的な方法は、「低位前方切除術」です。

がんのある場所より上部はがんの取り残しがないように範囲を広げて、がんの端から10㎝切除しますが、肛門側は、がんから2〜3㎝離れた部位で直腸を切ります。つまり、がんが肛門から5〜6㎝以上離れていれば肛門の温存が可能なのです。切除したあと、直腸と結腸は、器械を使って自動吻合します。

●肛門を残さない直腸切断術

がんが肛門に近い場合（肛門から5㎝以内）、範囲を広げてがんから2㎝離れた部位で切除すると、肛門括約筋にかかってしまいます。そこで、肛門括約筋と直腸をすべて切除する「直腸切断術」が行われます。大腸がんを切除した部位よりも上のほうの結腸を、お腹の切開した穴から外に出す「人工肛門」をつくります。

CLOSE-UP

肛門温存術と直腸の構造

低位前方切除術

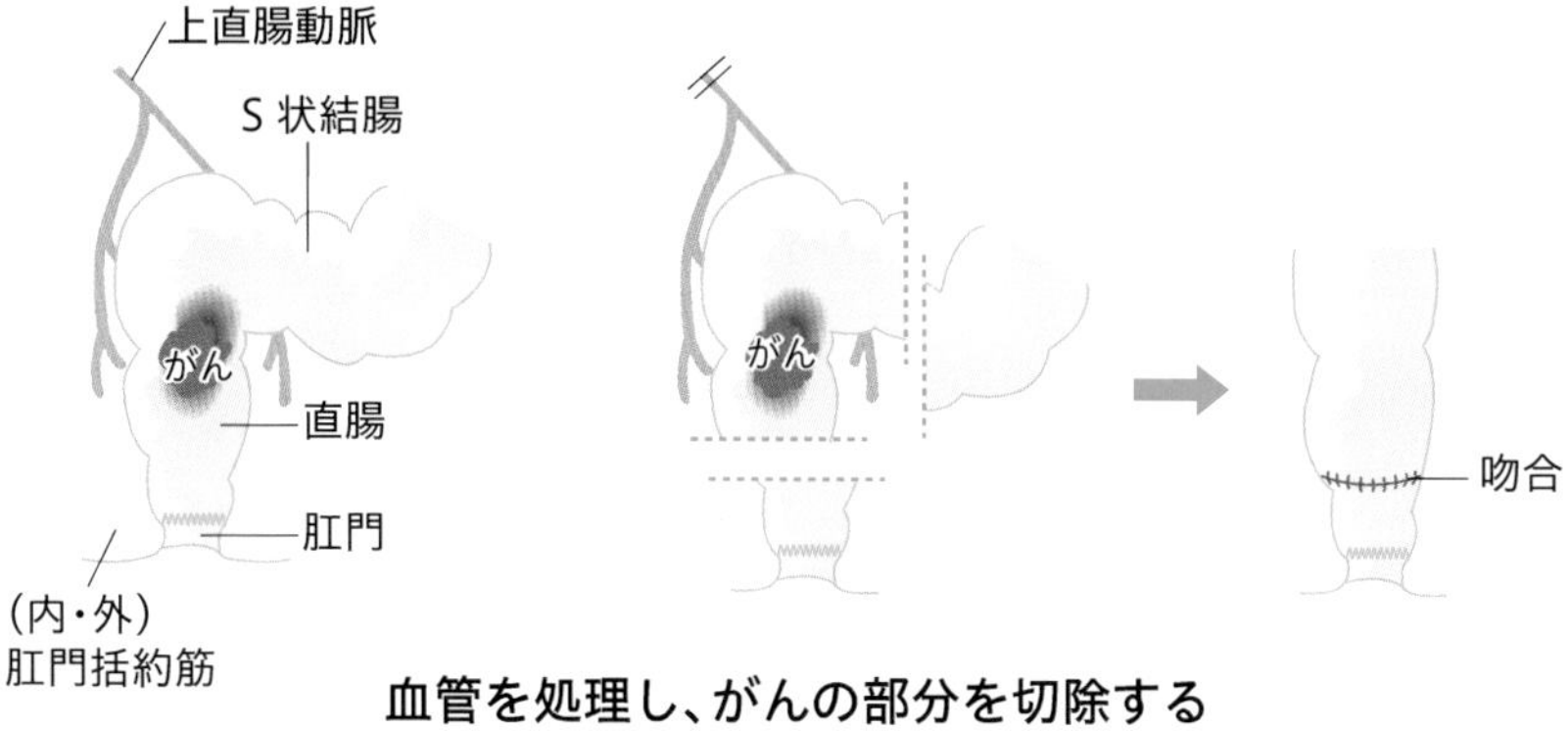

血管を処理し、がんの部分を切除する
（可能な限り自律神経は温存）

直腸周囲の神経

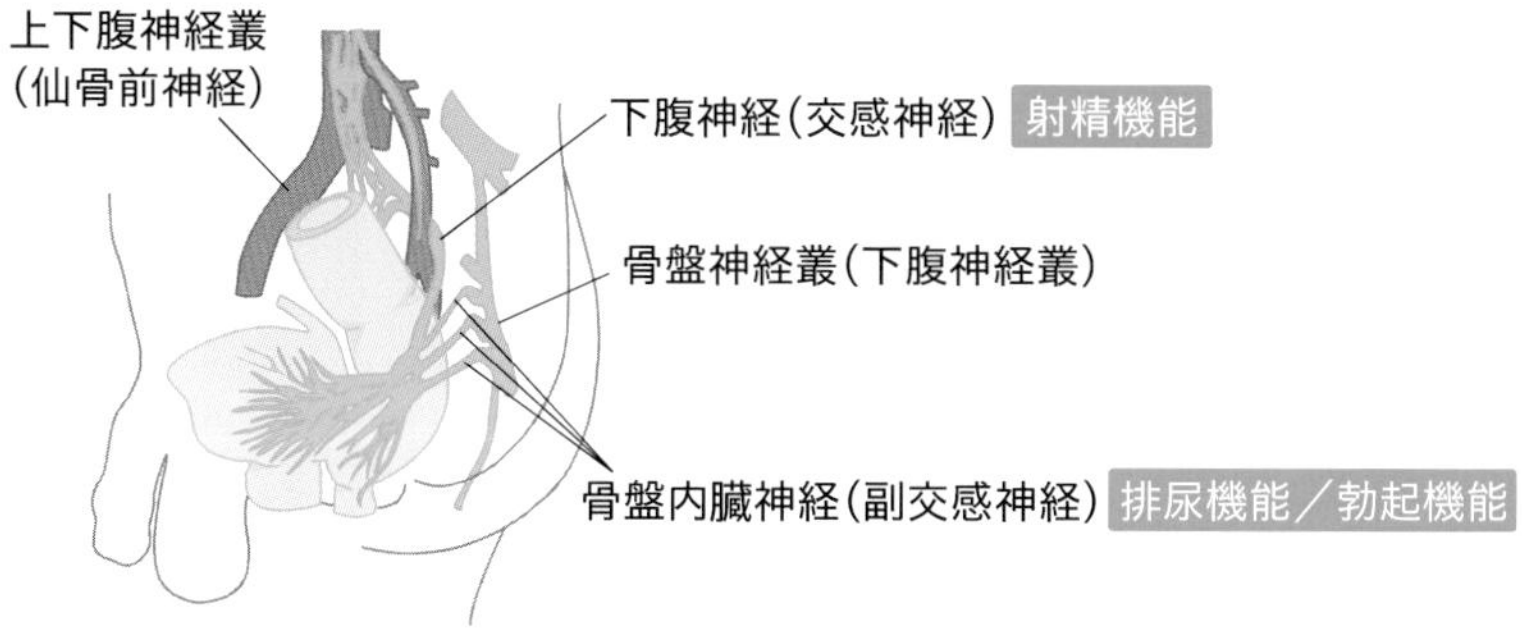

直腸から肛門にかけての構造

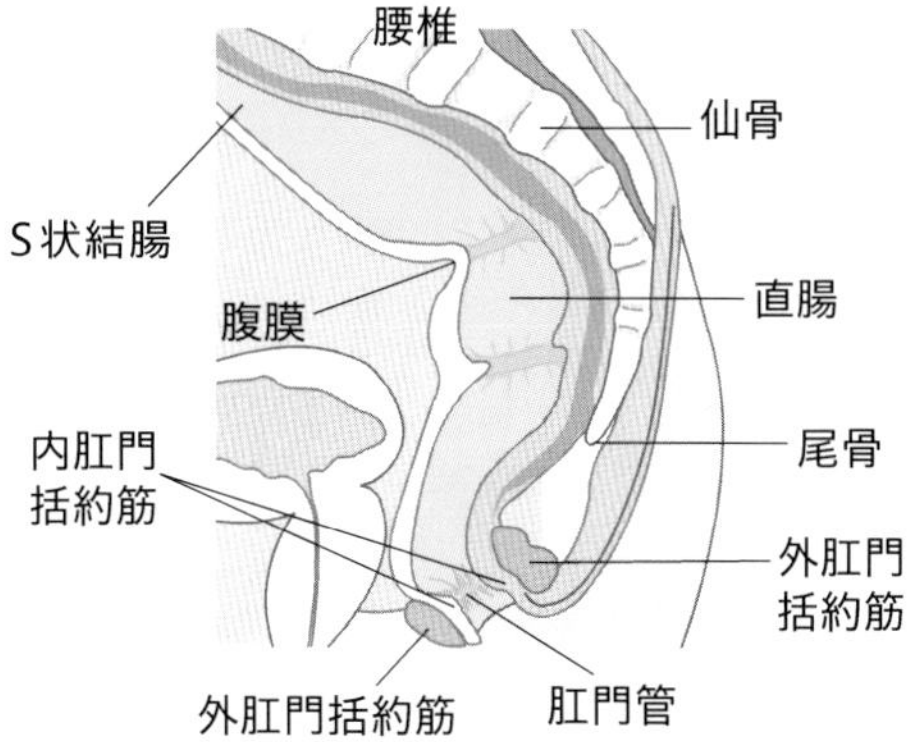

究極の肛門温存術ISR

肛門から5㎝以内のがんは、一般的に直腸切断術が行われます。とはいえ、肛門括約筋を一部切除しても、ある程度は排便機能が保たれることがわかってきました。そこで、この筋肉を一部残すことができる早期がんでは、直腸がんとともに内肛門括約筋を一部切除して肛門を温存することがあります。これを括約筋間直腸切除術（ISR）といいます。

また、最近では、プルスルー法が注目されています。切除した断端はつながずに、5㎝程度肛門から出しておき、術後1週間程度してから切除・吻合を行います。これにより、腹腔内部での縫合不全が起こりづらくなり、一時的な人工肛門も不要となります。

内肛門括約筋切除術（ISR）

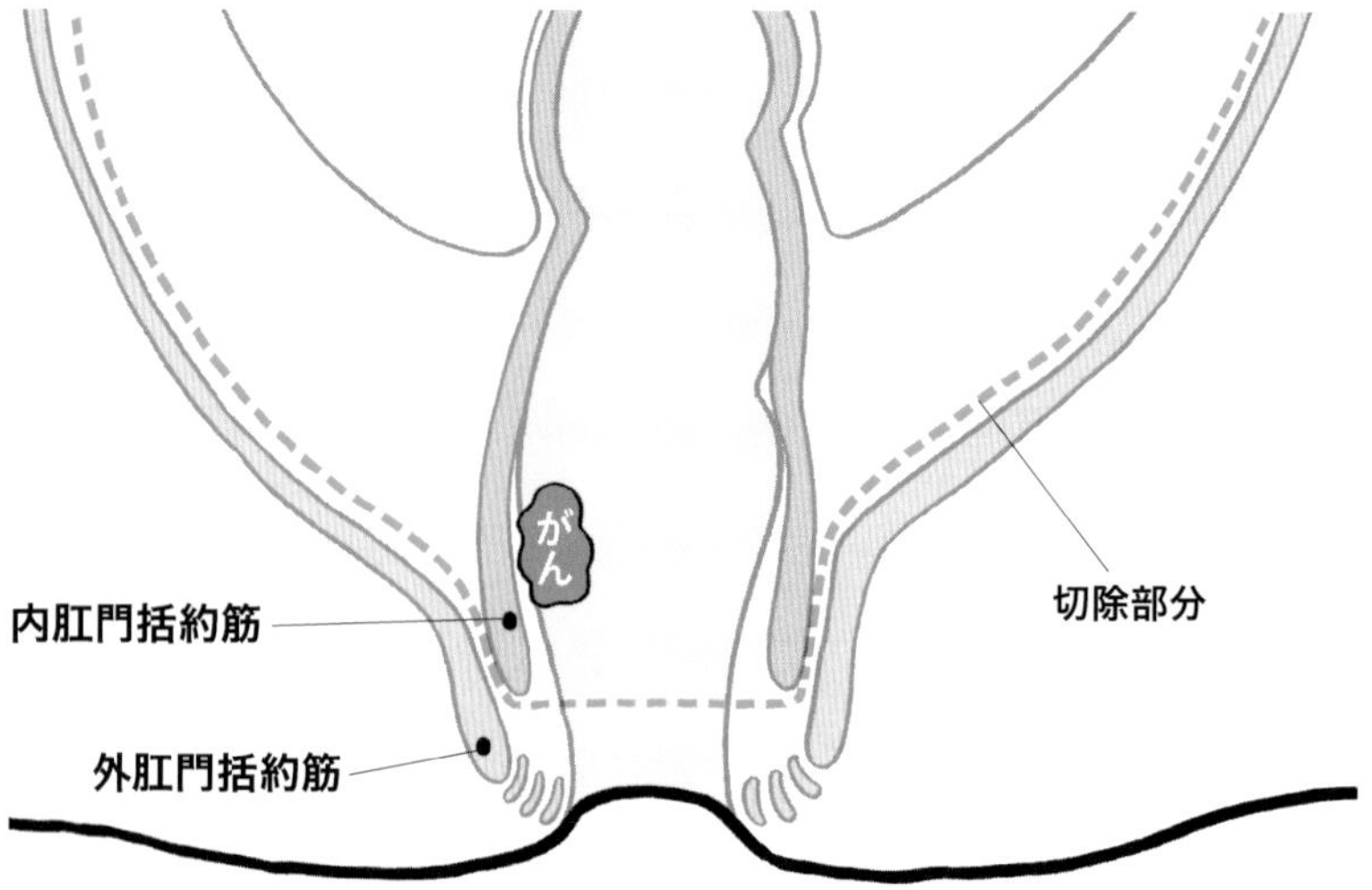

コラム

内視鏡外科学会技術認定医とは？

体への負担が少ないなどの利点が評価されている、内視鏡外科手術。消化器・一般外科をはじめ、泌尿器科、産科婦人科など、さまざまな分野で実施されています。しかし、特殊な器具を使うため、高度な技術が要求され、術者による技術の差が大きいのが現状です。

そこで、日本内視鏡外科学会では、2005年に「技術認定制度」を開始しました。どのような認定制度なのか、日本内視鏡外科学会の「技術認定制度規則」をもとに要点を説明します。

●対象となる手術手技は？

技術認定制度の対象となる手術手技は、腹腔鏡、後腹膜腔鏡、胸腔鏡、縦隔鏡などの内視鏡を用いて行う手術です。

●認定医の資格を申請できるのは？

専門医を取得以後、2年以上内視鏡外科の修練を行っている、あるいはそれぞれの領域で指定する専門医であることが必要です。また、それぞれの領域の主要な内視鏡手術を、独立した術者として実施できる技術力があることも求められます。

●認定を受けた医師の診察を受けたかったら……

技術認定医の氏名と所属は、同学会のホームページでそれぞれの領域別に公開されています。

技術認定医にたどりつく手順

❶ 日本内視鏡外科学会のホームページにアクセスします。
「日本内視鏡外科学会」 http://www.jses.or.jp/

❷「技術認定取得者一覧」のコンテンツに入ります。それぞれの領域が記されているので、「消化器・一般外科領域」をクリックします。

❸ 五十音順に、医師の氏名、所属、都道府県が掲載されています。地域別に分かれているので便利です。

❹ 候補者がみつかったら、認定医の所属をみて、その機関のホームページから情報を入手します。診療の詳細などについて問い合わせてください。

大腸がんの治療③
がん薬物療法

「抗がん剤」と「分子標的治療薬」がある

がんに作用する薬剤は、一般的に「抗がん剤」と呼ばれています。抗がん剤は、がん細胞の増殖を抑えたり、遺伝子にダメージを与えたりすることで、がん細胞を死滅させるほか、がんが大きくなることを抑える働きをもっています。

一方で、抗がん剤の多くは、増殖の早い分裂している正常細胞にも働き、白血球の低下や粘膜障害、脱毛などの副作用が出やすい傾向があります。吐き気をもよおす物質が多いことも特徴です。そこで近年、がん細胞をねらい撃ちするコンセプトの分子標的治療薬が登場し、抗がん剤とともに使われることが多くなりました（77ページ参照）。

抗がん剤や分子標的治療薬を用いた治療を、「がん薬物療法」といいます。がん薬物療法だけで、がんを根治することはできませんが、次のような目的から必要とされています。

- **手術後、細胞レベルで残っているがんを攻撃して、再発を予防する（補助化学療法）**
- **手術では切除が困難な進行・再発がんに対して、がんを縮小させたり、進行を遅らせたりする**

抗がん剤の種類と投与方法

がん薬物療法は、通常、いくつかの抗がん剤と分子標的治療薬を組み合わせます。基本となる薬は、フルオロウラシル（商品名・5－FU／ファイブ・エフ・ユー）です。一般に、5－FUの効果を高める活性型葉酸であるレボホリナートカルシウム（商品名・アイソボリン）とともに使われます。また、この誘導体であるカペシタビン（商品名・

ゼローダ）、テガフール・ギメラシル・オテラシルカリウム配合（商品名・ティーエスワン／TS−1）などの内服薬（飲み薬）も用いられることがあります。

　投与方法は、通常の点滴のほかに、短時間静脈投与（急速静注）、長時間投与（持続静脈投与）、錠

剤やカプセル剤などの内服があります。さらに、5−FUと異なる働きをもつイリノテカン塩酸塩水和物（CPT−11／商品名・カンプト）やオキサリプラチン（商品名・エルプラット）などの薬剤を併用することで、治療効果がより高まることが知られています。

要点check 大腸がんのがん薬物療法に使用される主な治療薬

●抗がん剤

薬剤の種類	一般名	商品名	投与方法
代謝拮抗薬	フルオロウラシル（5-FU）	フルオロウラシル（5-FU）	点滴
	テガフール・ウラシル配合剤（ＵＦＴ）	ユーエフティー	内服
	テガフール・ギメラシル・オテラシルカリウム配合剤（TS-1）	ティーエスワン	内服
	カペシタビン	ゼローダ	内服
	トリフルリジン・チピラシル塩酸塩配合錠	ロンサーフ	内服
トポイソメラーゼ阻害薬	イリノテカン塩酸塩水和物	カンプト、トポテシン	点滴
プラチナ製剤	オキサリプラチン	エルプラット、オキサリプラチン	点滴
活性型葉酸製剤	レボホリナートカルシウム	レボホリナート、アイソボリン	点滴
	ホリナートカルシウム	ユーゼル、ロイコボリン	点滴、内服

●分子標的治療薬

抗EGFR抗体薬	セツキシマブ	アービタックス	点滴
	パニツムマブ	ベクティビックス	点滴
血管新生阻害薬	ベバシズマブ	アバスチン	点滴
	ラムシルマブ	サイラムザ	点滴
	アフリベルセプト	ザルトラップ	点滴
マルチキナーゼ阻害薬	レゴラフェニブ	スチバーガ	内服

代表的な抗がん剤は、5-FU

5-FUは、大腸がんの抗がん剤として、50年ほど前に開発されてから、現在でも中心的に使われています。5-FUは、DNAなどの核酸合成の原料と間違えて取り込まれ、核酸の合成を阻害し、チミジン（DNAを構成する塩基のひとつ）を合成する酵素を強力に阻害することで、がんDNAがコピーされないようにします。

その後、5-FUにイリノテカン塩酸塩水和物やオキサリプラチンを併用する「FOLFOX療法」や「FOLFIRI療法」が標準治療になりました。

抗がん剤はがん細胞だけでなく、正常な細胞も攻撃するため、副作用がみられます。副作用の種類や程度は使用する抗がん剤によって違い、個人差もあります。一般的には、白血球の減少などの血液の毒性や下痢、口内炎などの粘膜障害、脱毛、色素沈着、倦怠感、吐き気や嘔吐などです。オキサリプラチンには、特有の末梢神経障害もあります。

とはいえ最近では、副作用を予防する薬剤が開発されており、ある程度は改善できるようになりました。抗がん剤を使用するときは、どのような副作用があるのか、主治医からしっかり説明を受けておきましょう。

代表的な抗がん剤療法

治療法	抗がん剤	使用日数
FOLFOX療法	5-FU レボホリナートカルシウム オキサリプラチン	1クール（2週）
FOLFIRI療法	5-FU レボホリナートカルシウム イリノテカン	1クール（2週）

がん細胞をねらい撃ちする分子標的治療薬

抗がん剤は、がん細胞を殺すと同時に健康な細胞まで攻撃するため、副作用や毒性があらわれます。それに対し、できるだけがん細胞だけをねらい撃ちする薬剤が「分子標的薬」です。

大腸がんで使用される分子標的薬は、がん細胞に酸素や栄養を送る血管を抑える「血管新生阻害薬」と、がん細胞に直接作用して細胞増殖を抑える「抗ＥＧＦＲ抗体薬」です。日本で最初に分子標的薬として承認されたベバシズマブ（商品名・アバスチン）、ラムシルマブ（商品名・サイラムザ）は「血管新生阻害薬」、セツキシマブ（商品名・アービタックス）、パニツムマブ（商品名・ベクティビックス）は「抗ＥＧＦＲ抗体薬」です。

ベバシズマブは単独では効果が弱く、ＦＯＬＦＯＸ療法やＦＯＬＦＩＲＩ療法などに併用することで効果が期待されます。一方、抗ＥＧＦＲ抗体薬は、併用して効果の上乗せができますが、単剤でも有効とされています。

副作用は少ないが既往症がある人はリスクも

分子標的治療薬は、抗がん剤とは異なる副作用が出る場合があります。血管新生阻害薬は自覚的な副作用はほとんどなく、高血圧とたんぱく尿などが主な副作用です。頻度は低いのですが、心筋梗塞や脳梗塞、腸管穿孔など、生命にかかわる急性の症状が起こるリスクがあり、このような既往症のある人には投与を避けます。

抗ＥＧＦＲ抗体は、標的のＥＧＦＲ（細胞が増殖するスイッチの役割を果たすたんぱく質）が皮膚に多く存在するため、ニキビのような皮疹をはじめ、皮膚乾燥や亀裂など皮膚にかかわる副作用が特徴です。主治医とは、これらの効果と副作用についてよく話し合っておきましょう。

MEMO 従来の抗がん剤と分子標的治療薬の違い

	従来の抗がん剤	分子標的治療薬
①作用	細胞の分裂・増殖の過程に作用して、がん細胞を死滅させる。ただし、正常な細胞も攻撃する。	がん細胞の増殖や転移にかかわる分子を標的にして阻害し、がんの増殖などを抑える。正常細胞の障害は少ない。
②がん細胞への特異的な作用	中程度	高いが、単剤では使用しない。
③長期投与	毒性のため、制限されることがある。	毒性に制限されず、可能なことが多い。
④副作用	吐き気や脱毛、白血球の減少など	分子標的薬に特異的な副作用があらわれる。たとえば血圧が上昇する、がん周辺で出血しやすくなる、皮疹や炎症などの皮膚症状などがあらわれる。

知って おきたい

大腸がんの遺伝子検査と特定のタイプに対する新規薬物療法

大腸がんでは現在、RAS遺伝子検査のほか、BRAF遺伝子（RAS遺伝子検査と同時に行われることが多い）、MSI検査、さらに標準的な薬物療法を行った人を対象にしたいわゆる包括的がん遺伝子パネル検査を健康保険で受けることができます。適応となる頻度は低いものの、新規の薬物療法（免疫療法、分子標的治療）の対象となる場合があります。これらの検査を受けるべきかどうか、また検査に関して主治医に確認するとよいでしょう。

特定のタイプの治療例

遺伝子検査名	検査結果	大腸がんにおける頻度	薬剤名
BRAF遺伝子検査	BRAF遺伝子変異陽性	5％前後	エンコラフェニブ±ビニメチニブ＋セツキシマブ
MSI検査（MMRの病理検査でも可）	MSI検査陽性	3％前後	ペンブロリズマブ ニボルマブ ±イピリムマブ
がん遺伝子パネル検査	NTRKなど	0.1％台	エヌトレクチニブ

RAS遺伝子検査でその人に合った治療を

健康保険で「RAS遺伝子検査」を受けることができます。この検査を行うことにより、その人の遺伝子のタイプに合わせて治療薬を選ぶことができます。このように、患者さんに合わせた治療を「個別化医療」といいます。RAS遺伝子に変異があると、抗EGFR抗体の効果が期待できないことから、抗EGFR抗体を投与する可能性を検討するうえで、最も重要な検査となっています。

RAS遺伝子検査では、腫瘍組織を用いて遺伝子解析が行われます。過去に手術や生検を行った組織データを用いるため、新たに患者さんが検査をする必要はありません。

同様に、BRAF遺伝子検査、MSI検査が健康保険の適用であることから、より個別化した治療が受けられるようになりました。

要点check もっとくわしくRAS遺伝子検査

従来のがんの治療では、同じ病気の患者さんには同じ薬剤が使用されていました。RAS遺伝子検査では、特定の薬剤がその患者さんに効果が期待できるかを事前にチェック。効果があると考えられる患者さんに、その薬剤が投与されます。

遺伝子変異検査の結果は、「野生型（正常）」と「変異型」に分けられます。大腸がんの患者さんのうち、半数が野生型、残り半数が変異型といわれています。つまり、抗EGFR抗体の投与の適応のある患者さんは大腸がんの50%程度です。

RAS変異型の場合は、抗EGFR抗体薬の効果が得られないと判断されるため、一般的に血管新生阻害薬と抗がん剤を組み合わせる治療がすすめられます。遺伝子検査の結果を、担当医師から説明される際には、自分のがんのRAS遺伝子が、野生型か、変異型かを確認したうえで、治療法が決まることを知っておきましょう。

がん薬物療法の内容は、どのように決める？

大腸がんの薬物療法の選択には、次の3つの要素を考える必要があります。

①がんの状態、遺伝子検査など

がんが大きい場合や、すでにがんの症状がある場合には、縮小させる目的の薬剤を選択します。また、遺伝子検査を行ってRAS遺伝子変異があると、抗EGFR抗体がないことが知られています。そのような人には、適した薬剤を使用します。

さらに最近では、大腸がんができた部位が右側大腸（上行結腸、横行結腸）、左側大腸（下行結腸、S状結腸、直腸）かで、一次治療の治療方針を決めることが推奨されています。具体的には、RAS遺伝子野生型で左側の大腸であれば、抗EGFR抗体を一次治療で使うことで生存期間の延長が期待できます。一方、右側の大腸であれば、血管新生阻害薬を使用します。

②患者さんの体の状態

一般的に体の状態が良好で、肝臓や腎臓といった主要な臓器の機能がしっかりしていないと、抗がん剤治療がむずかしい場合があります。

③患者さんの希望

効果よりも副作用が軽いことに重きを置くか、逆に副作用が強くても効果が高い治療を希望するかなど。

術後の再発を予防する補助化学療法

手術でがんをすべて切除しても、肉眼で確認できない微小転移が残り、がんが再発する可能性があります。リンパ節転移を伴うとステージⅢになりますが、再発の頻度が高く、5年生存率が低いのが現状です。ステージⅢの場合、再発率を低くするためにがん薬物療法を行うことが推奨されています。これを、「補助化学療法」といいます。完全に再発を抑える治療ではないので、副作用の程度と、どの程度、再発率を低減できるのか、主治医に確認することが大切です。最近の臨床試験の結果から、再発リスクの低い患者さんでは、治療期間の短縮ができるようになりました。この点に関しても、主治医に相談しましょう。

推奨される治療法は次のとおりです。

・5-FU＋LV（レボホリナート）療法
・UFT＋LV療法

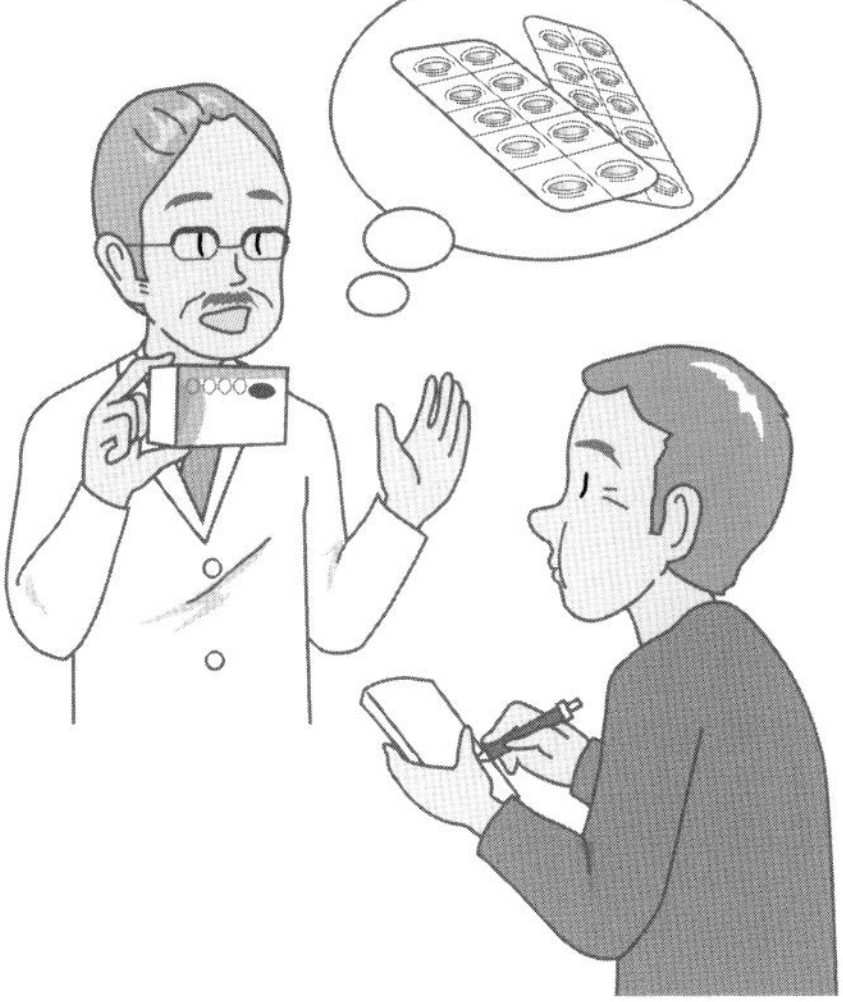

・カペシタビン療法
・FOLFOX（5-FU＋レボホリナート＋オキサリプラチン）療法
・CapeOX（カペシタビン＋オキサリプラチン）療法

（「大腸癌治療ガイドライン 医師用 2019年版」より）

MEMO

薬剤を組み合わせることによって効果が高まる

抗がん剤は、併用すると効果が高まることが知られています。FOLFOXやFOLFIRI療法が代表的な併用療法です。LV（レボホリナート）は、5-FUとチミジン合成酵素を強力に結合することで、DNAの複製を阻害し、5-FUの効果が高まることが知られています。オキサリプラチンやイリノテカンも異なる作用でその合成を妨げることにより、がん細胞の増殖を抑えます。

また、分子標的治療薬を併用することで、さらに効果が高まることが期待されます。一方で併用療法は副作用が強くなることも多く、高齢者や十分な臓器機能が保たれていない人などは適応にならないことがあります。

進行・再発がんには がん薬物療法

手術で大腸がんをすべて切除できない場合、がんを縮小させるほか、増大しないように安定化させて生存期間を延ばすために、がん薬物療法を行うことがあります。多くのがん薬物療法は、根治がむずかしい患者さんに対して行われています。がん薬物療法をしない患者さんより、実施した患者さんは、明らかに生存期間が延びるとされています。

ただし、効果には個人差があり、副作用にも大きな違いがあるため、担当医師とよく相談をしながら治療を行うことが重要です。

一般的に、がん薬物療法ができないと判断する条件は次のとおりです。患者さんの希望にくわえ、治療を選択するうえでの重要な因子も確認する必要があります。

●がん薬物療法が不適当の場合

・床に伏せがちで日常生活に支障がある。通院できない状態にある。

・骨髄、腎機能、肝機能などに重大な異常がある。

・重篤な合併症（腸閉塞、下痢、発熱など）がある。

●治療選択上、最も重要な2因子

・治療の目標を切除においているか。

・強い治療に耐えられるか。

転移しても切除できる「コンバージョン」の時代へ

大腸がんは、転移しても切除が可能であれば治る可能性があります。通常、他のがんは、転移すると切除ができても治ることはまれなため、手術を行わないケースがほとんどです。しかし、大腸がんの場合は、可能な限り切除が優先されます。

また、最近のがん薬物療法の進歩に伴い、抗がん剤治療で縮小効果がみられ、切除が可能になることが増えてきました。たとえば、大腸がんの肝転移のケースでは、抗がん剤と、抗EGFR抗体などの縮小率の高い分子標的薬の併用によって、十分な効果がみられることがあります。肝切除が可能と判断され、治癒した患者さんもいます。

がん薬物療法によって、転移した箇所が切除できるようになることを、治療の「コンバージョン」といいます。転移してもすぐに切除を諦めないで、コンバージョンをめざしましょう。

知って おきたい

持続点滴は在宅でも可能

抗がん剤治療などのがん薬物療法は、入院よりも外来で処置することが一般的になっています。胸か腕の皮膚の下に「ポート」というポンプを埋め込む方法で、細い管を介して血管内に2日間くらい持続して薬剤を投与できます。自宅で生活しながら治療が受けられるのが、最大のメリット。2週間に1回、46時間かけて少しずつ投与するため、副作用が少ない利点もあります。ただし、実施している機関は限られています。

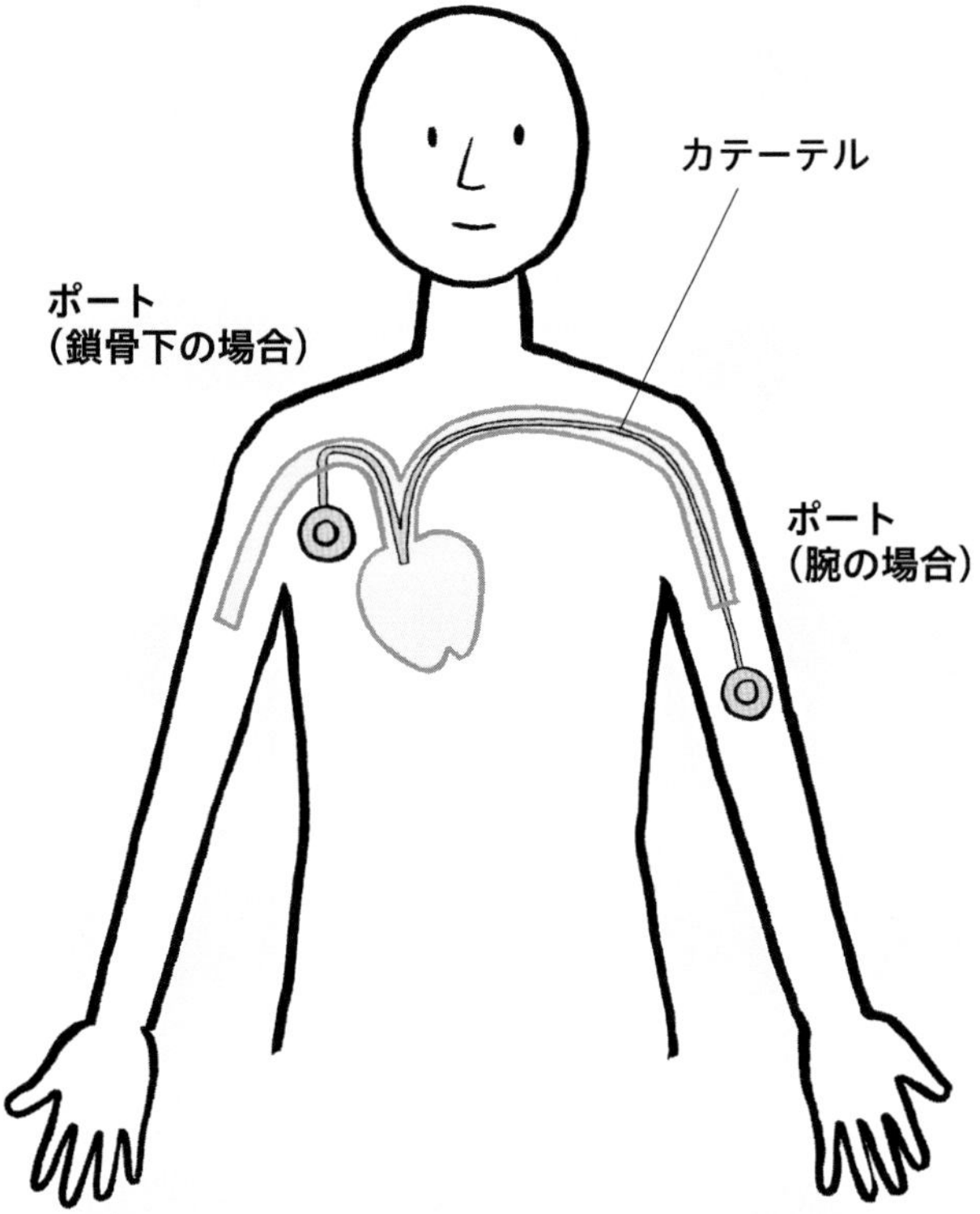

コラム

がんの薬物療法をあらわす言葉はさまざま

抗がん剤しかなかった時代から進歩

治療の説明を受ける際、診察室ではさまざまな医療用語が飛び交います。中でも、がん薬物療法は、「抗がん剤」「化学療法」「がん薬物療法」といった言葉が出てきて、混乱する人がいるかもしれません。それぞれどのような違いがあるのでしょう。

がんの三大療法は、これまで「手術」「化学療法」「放射線療法」とされていました。同時に、薬を使ったがん治療という場合、抗がん剤しかない時代は、「化学療法」「抗がん剤治療」と呼ばれてきました。

化学療法とは、化学物質を用いてがん細胞の分裂を抑え、がん細胞を攻撃することを目的とした方法で、その化学物質のひとつが「抗がん剤」です。

分子標的治療薬、ホルモン薬など新薬がぞくぞくと

しかし近年、抗がん剤以外に「分子標的治療薬」「ホルモン薬」「免疫チェックポイント阻害薬」などを使う、あるいは抗がん剤と併用する方法が出てきています。そのため、抗がん剤に限らず、薬を使った治療という意味で「がん薬物療法」あるいは「薬物療法」と呼ばれるようになりました。分子標的治療薬とホルモン薬を含めて「抗がん剤治療」と呼ぶ場合もあります。

抗がん剤と分子標的治療薬の違いは78ページに述べています。化学療法、薬物療法も含めて、それぞれの用語については巻末の「大腸がんを理解するために役立つ用語」を参照してください。本書では、薬剤を使った治療法を総称する場合、「がん薬物療法」という用語を使っています。ただし、「術後補助化学療法」「全身化学療法」や「術前化学放射線療法」と呼ばれる治療もあるため、個別の用語として使い、文脈によって使い分けています。

大腸がんの治療④
放射線療法

X線、電磁波、陽子線、重粒子線などがある

放射線には、光子線（電磁波、X線など）と粒子線（陽子線、重粒子線など）があり、物質中の分子を電離する作用があります。がんへの照射には、細胞の中にある遺伝子を構成するDNAを傷つけ、がん細胞の増殖を止めたり死滅させたりする作用があります。がん細胞は正常細胞より放射線の感受性が高く、正常細胞は回復しますが、がん細胞はなかなか回復しません。正常細胞を回復させながら放射線照射を繰り返し行い、がん細胞を死滅させるのが放射線療法のねらいです。

放射線療法は、照射した部分だけに直接効果をあらわす「局所療法」です。大腸がんは、日本では欧米と比べて手術成績が良好です。また、大腸がんの多くは「腺がん」（1ページ参照）で、このタイプの組織は放射線の感受性が低いため、放射線療法はあまり積極的に行われていませんでした。ただし、直腸がんに対しては、局所再発率を低下させたり、人工肛門になることを避けたりする効果的な治療法として、薬物療法と組み合わせた方法などが注目されています（87ページ参照）。

MEMO 放射線療法のメリット・デメリット

●**メリット**

手術などの外科療法に比べて体の負担が少なく、治療後のQOLも維持できます。また、がんの周囲の組織や機能が温存できます。社会復帰も比較的早いでしょう。

●**デメリット**

手術療法のような治療効果が上げられません。また、副作用は放射線をあてた部分に起こり、場合によっては治療後数カ月、数年たってからあらわれる場合もあります。主な症状は下痢が起こりやすくなり、吐き気や倦怠感、頻尿、肛門周囲の皮膚のただれなどです。

手術と併用する補助放射線療法

直腸がんの場合、放射線療法は、手術と併用して行われます。骨盤内での再発の予防や、人工肛門を避けることを目的に「補助放射線療法」と呼ばれています。

直腸がんは、手術後に再び同じ場所に同じ種類のがんがあらわれる、局所再発の可能性があります。そのため、欧米では補助放射線療法が標準治療になっていますが、日本では局所再発が少ないこともあり、それほど広く実施されていません。

補助放射線療法を行う時期は、手術前、手術中、手術後の3つがありますが、手術前に行うのが一般的です。

がんの痛みをやわらげる緩和的放射線療法

骨や脳、骨盤内など、切除できない場所に転移・再発した大腸がんは、がんによる痛みや出血などを伴うことがあります。それらの症状をやわらげるために、「緩和的放射線療法」を行います。放射線療法は痛みや出血、しびれなどの神経症状に対する効果があり、約80％の患者さんが改善するといわれています。

効果は、症状の程度や患者さんの体の状態によって異なりますが、3～10カ月間、症状緩和の持続が期待できます。

術前に薬物療法と組み合わせ直腸がんを縮小させる

直腸がんの場合、手術前に放射線を照射する「補助放射線療法」が一般的です。一方、放射線とともにがん薬物療法を行う「術前化学放射線療法」が注目されています。術前に放射線とがん薬物療法を行うことによって、がんが縮小します。

局所再発が抑えられるほか、肛門括約筋温存術が可能となって、人工肛門を回避できる可能性もあります。「術前に放射線療法だけを行った場合に、がんが縮小したケースは全体の20％程度」、それに対して「放射線とがん薬物療法を併用すると同じ比率は約50％に上昇した」という研究報告が

あり、その効果は明らかです。

術前化学放射線療法に適しているのは、肛門の比較的近くにできた遠隔転移のない直腸の進行がんです。主治医とよく相談し、検討してください。

知って おきたい

術前化学放射線療法のケース

●具体的な手順の例

術前　放射線療法を週に5回、合計で25回受ける。また放射線療法を受けたときに、テガフール・ウラシル配合（商品名・ユーエフティ）などの経口タイプで負担の少ない抗がん剤治療を受ける。

手術　放射線療法とがん薬物療法が終了して、1カ月半ほど間をおいて、がんが縮小し放射線の効果が最大になったところで行う。

●ケース

ステージⅡの直腸がんにかかった60歳代の女性。直径4㎝のがんで肛門近くにある。人工肛門になるのは必至だったが、術前化学放射線療法によって、がんは半分の2㎝に縮小した。そのため、肛門括約筋温存術を受けることが可能になり、一時的に人工肛門を設置したが、のちに取り除き、排尿障害などの後遺症も残らない。

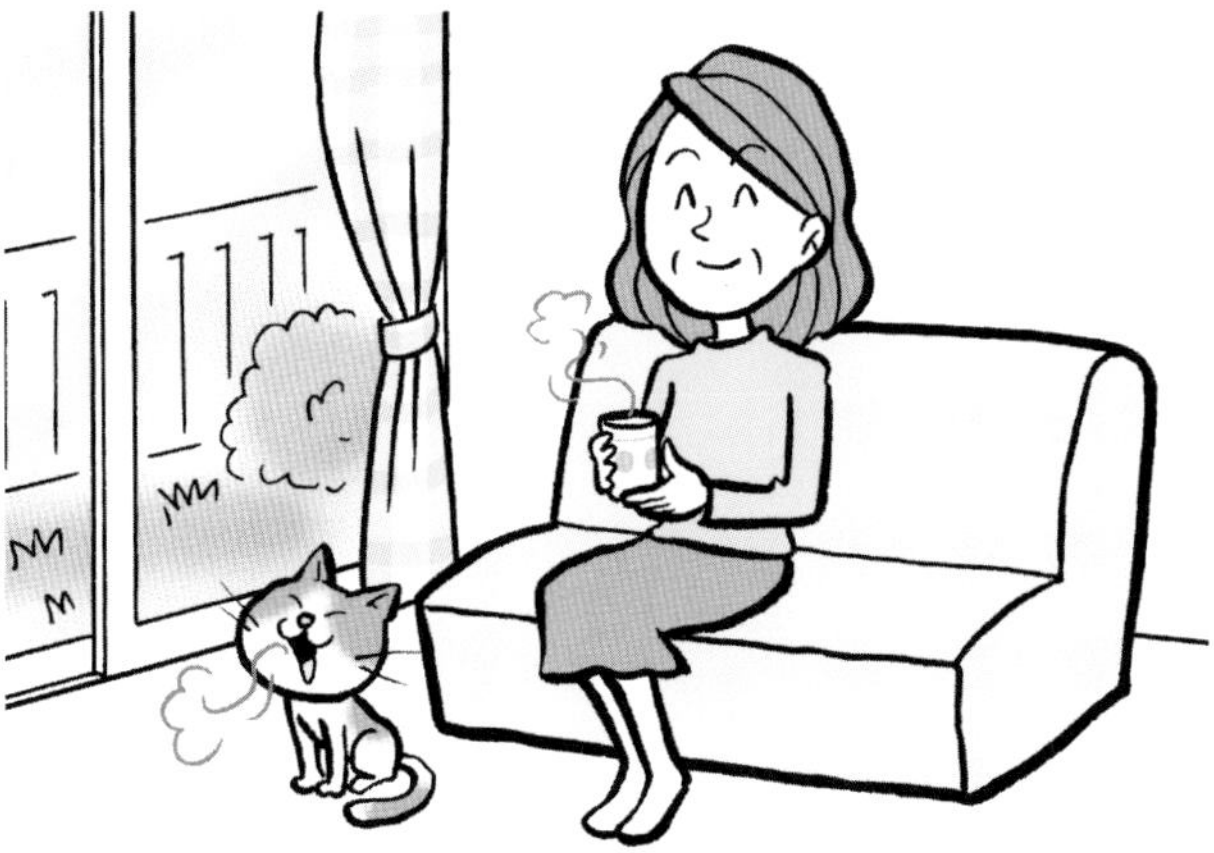

コラム

直腸がんの局所再発に対する治療

手術と重粒子線の選択肢がある

大腸がんを手術で切除しても、もともとがんがあった場所か、その近くで再びがんが発生することがあります。これを「局所再発」といいます。局所再発の治療は、手術で切除できる場合と、切除できず放射線療法が行われる場合があります。

再発したがんを手術で完全に切除できれば、治癒の可能性が高くなります。手術で取りきれるかの判断は、再発した場所によって異なります。最も再切除しやすいのは、吻合部です。

一方、手術ができない場合、直腸がんの局所再発に効果があるとされているのが重粒子線治療です。重粒子線は、体内に入ったあと、一定の深さで大きなエネルギーを放出します。放射線の通り道にある正常細胞の損傷が少ない、従来の放射線よりも副作用が少ない、治療回数も減らせるというメリットがあります。重粒子線治療の適応については専門医による判断が必要です。また、先進医療なので300万円ほどの自己負担となり、高額な治療費が大きな課題です。

重粒子線治療を行っている6施設

- 群馬大学 重粒子線医学センター
- 量子科学技術研究開発機構 QST 病院
- 神奈川県立がんセンター　重粒子線治療施設
- 大阪重粒子線センター
- 兵庫県立粒子線医療センター
- 九州国際重粒子線がん治療センター

粒子線がん相談クリニック（東京都千代田区）……重粒子線治療の相談ができます。

コラム

新薬開発で期待される免疫チェックポイント阻害薬

免疫を強化する薬 キイトルーダ

私たちの体では、毎日がん細胞がつくられていますが、免疫の力によって排除されています。免疫は、異物が侵入するのを防いだり、攻撃したりする働きがあり、中でもがん細胞を攻撃するのが、「T細胞（Tリンパ球）」をはじめとする免疫細胞です。がん細胞は、とくにT細胞を押さえ込んだり、弱めたりして、免疫ががん細胞を排除できないようにします。

免疫療法は、がん細胞が免疫細胞を押さえ込むのを阻止するほか、免疫細胞自体を強化する治療法です。近年、免疫ががん細胞を攻撃する力を保ち、免疫機能の正常化をめざして開発されたのが、「免疫チェックポイント阻害薬」です。大腸がんで使用されるのは、ペムブロリズマブ（商品名キイトルーダ）です。約30分かけて点滴し、投与間隔は3週間です。

かゆみ、倦怠感などの副作用も

免疫チェックポイント阻害薬は、がん細胞と免疫細胞が結合できないように作用する薬です。一度効果が得られると、非常に長く持続する場合があり評価されています。一方で、さまざまな臓器に副作用が出ることは軽視できません。よくみられるのは、関節痛、かゆみ、倦怠感、無力感、下痢、吐き気、肝機能障害、下垂体機能障害です。体じゅうが赤くはれたり、発疹や水ぶくれが生じたりすることもあります。がんとは関係ないところに副作用があらわれたり、治療終了から数カ月後にあらわれたりする場合もあります。

免疫療法は主治医によく相談し、治療効果、副作用の対策、治療費などを確認してください。自分にとって有効なのかを見極めることが大切です。

Q ステージⅠでも浸潤が深い結腸がんです。早く社会復帰したいのですが……。（32歳・男性）

A ステージⅠで浸潤が深い大腸がんは、手術療法による切除が基本です。体の負担が少ない、腹腔鏡手術をおすすめします。開腹手術より傷が小さいために痛みが少なく、回復が早く入院期間も短くてすみます。開腹手術と同様に、がんの根治性もあります。

ただし、腹腔鏡手術は、高い技術力と設備が必要です。医療機関によっては、開腹手術に力を入れているところもあります。主治医の意見や医療機関の方針を、よく確認してください。

Q 直腸がんが、肛門から5㎝のところにあります。肛門を残せるけれど問題点もあると聞いて、どうしようか迷っています。（80歳・女性）

A 高齢で体力がない、あるいは肛門括約筋が弱い場合、無理に肛門を残す温存術を行っても、肛門括約筋がさらに弱くなり、頻便になることがあります。

人工肛門は、ストーマ装具が進歩して使いやすくなり、日常生活上で障害はほとんどありません。とはいえ、肛門を残して自然に排便できることを望む人は多いもの。肛門括約筋の締まり具合や骨盤の形などを調べてもらい、主治医とよく相談するとよいでしょう。

Q ステージⅡの直腸がんです。家のことや仕事をしながら、治療を受けたいのですが……。（45歳・女性）

A ステージⅡなら、手術療法で切除します。リンパ節に転移があった場合は、術後、ステージⅢとなり、再発予防のためにがん薬物療法を行うことになるでしょう。

回復が早い腹腔鏡手術を検討してみては。術後のがん薬物療法は、近年、外来通院や在宅で行えるようになりました。がん薬物療法を続けながら、生活や仕事ができます。

第3章

治療のプロセス

大腸がんと診断されたら、まずは情報を集めることから始めましょう。主治医の説明を聞いたあと、家族と話し合ったり、主治医以外の医師の意見も取り入れたりしながら、治療法を決めます。この章では、そのプロセスの中で、知っておきたい内容を紹介します。

主治医の説明を聞くときのポイント

本人が病気を知ることで人生を見直すきっかけに

近年、治療法が進歩し、がんはけっして不治の病ではなくなりました。同時に患者さんが自らの病気に関する情報を知り、治療法などを自己決定することが大事とされ、がんであることがわかったら、隠さずに告げることが一般的になっていま す。患者さんが自らの病気について正しく知ることとは、次のようなメリットがあります。

- **病気について知ることで、治療法を自ら選択でき、治療に対する意欲がわく**
- **医師や家族との間にうそがなく、ともに情報を共有することで信頼関係が生まれる**
- **人生について考える契機になる**

病名を知ることで希望を失ったり、「うつ」になったりする人もゼロではありません。とはいえ、患者さん自身が病気について正しく理解し、納得して治療を受けることは、その後の生き方に大きくかかわってきます。「大切なもの、支えてくれる家族の愛に気づいた」「人生を見直すようになった」という人もいます。

家族や信頼のおける人に同席してもらう

がんを知らされたときは、だれでも大きな衝撃を受けて「頭が真っ白になる」ものです。「医師の説明や話をほとんど覚えていない」「がんという言葉だけが頭の中で繰り返されて、医師の説明は理解していなかった」という人も少なくありません。

「病気の説明をひとりで受けるのは不安」と思ったら、家族や信頼のおける知人・友人に同席してもらうとよいでしょう。告知は患者さん本人だけで受けるものと決まっているわけではなく、家族の同席をすすめられるケースもあります。

ただし、「第二の患者」ともいわれる家族も、同様に衝撃を受けて混乱してしまうことがめずらしくありません。そんなときは、気持ちが落ち着いてから主治医に聞きたいことを整理して、再度、説明を依頼してください。

MEMO 主治医とうまく対話をするコツ

- 主治医と対話をするのが苦手なら、事前に聞きたいことを整理して家族に伝えておき、質問するときに助けてもらいましょう。
- 告知を受けたときにきちんと理解できず、あらためて説明を受ける場合は、事前に聞きたいことや伝えたいことをメモなどにまとめて。
- 「一度聞いただけでは理解できそうにないので、あとで再度聞いて確認したい」というなら、録音することも可能です。率直に話して、きちんと許可をとります。

要点check がんと診断されたとき、主治医に聞いておきたいこと

- □ どのような種類のがんですか
- □ その診断は確定しているのですか
- □ どの部位にできていて、どのような大きさのものが何個あるのですか
- □ がんの広がりは、どの程度ですか
- □ がんの病期（ステージ）は、どの段階ですか
- □ 転移していますか
- □ どのような治療法がありますか

正しい情報を集めて、知識を深めましょう

情報が不足すると不安になりがち

主治医の説明をよく理解して、最良の治療法を選ぶためには、正しい情報や知識を得ることが大切です。反対に、それらが不足していると不安感が襲ってきて、落ち込んだり、いいかげんな情報に振り回されたりします。

インターネットが普及したことで、医療情報を発信するウェブサイトや、闘病記のサイトやブログも、以前に比べて多くなりました。ただし、インターネットの情報は信頼性や正確さに欠けるものや、個人の体験にすぎない場合もあります。チェックしたいのは、情報の正確さと新しさです。

客観的情報と主観的情報それぞれの特徴を活用する

情報には、医療機関やがん研究機関などが疾患や治療の知識、症状や副作用などを発信している「客観的情報」と、がん患者・家族の体験談や闘病記など、体験に基づいた「主観的情報」があります。

客観的情報は医療情報が充実して、信頼性があるといってよいでしょう。主観的情報は、個別性があって必ずしも本人にあてはまるとはいえません。ただし、同じ体験者の話は、励みになったり、気持ちを分かち合ったりすることができます。正確さに問題はないかを注意しながら、自分にとって必要な情報を選んで、じょうずに生かしていきましょう。

情報には、自分にとってよいものばかりでなく悪いものもあります。メリットだけでなく、デメリットになる情報にも目を向けて、多角的に考えることが大切です。

知って
おきたい

情報のココを見極めよう

● 公的機関が発信する情報を中心に集めます。

● サイトの作成時期や更新日を確認して、情報の鮮度を確かめましょう。

● 情報提供者を確認してください。情報サイトのスポンサーが企業などの場合、自社に有利な傾向の内容になっていることがあります。

インターネットが利用できる環境や条件がない場合は、本・雑誌、新聞などから比較的容易に情報を入手できます。がん関係の本は多数刊行されていますから、利用するとよいでしょう。最近は、「患者図書館」などがある医療機関が増えてきました。相談しながら情報を得たいという場合は、病院などの相談窓口を利用するのもひとつの方法です。

全国のがん診療連携拠点病院には「がん相談支援センター」（139ページ参照）が設置され、電話や対面での全般的な相談を受け付けています。日本対がん協会の「がん相談ホットライン」という電話相談もあります。また、主治医や医療チームの医師、看護師、その他コメディカル（薬剤師や栄養士など）からの情報、セカンドオピニオンを聞いたときに得られる情報もあります。

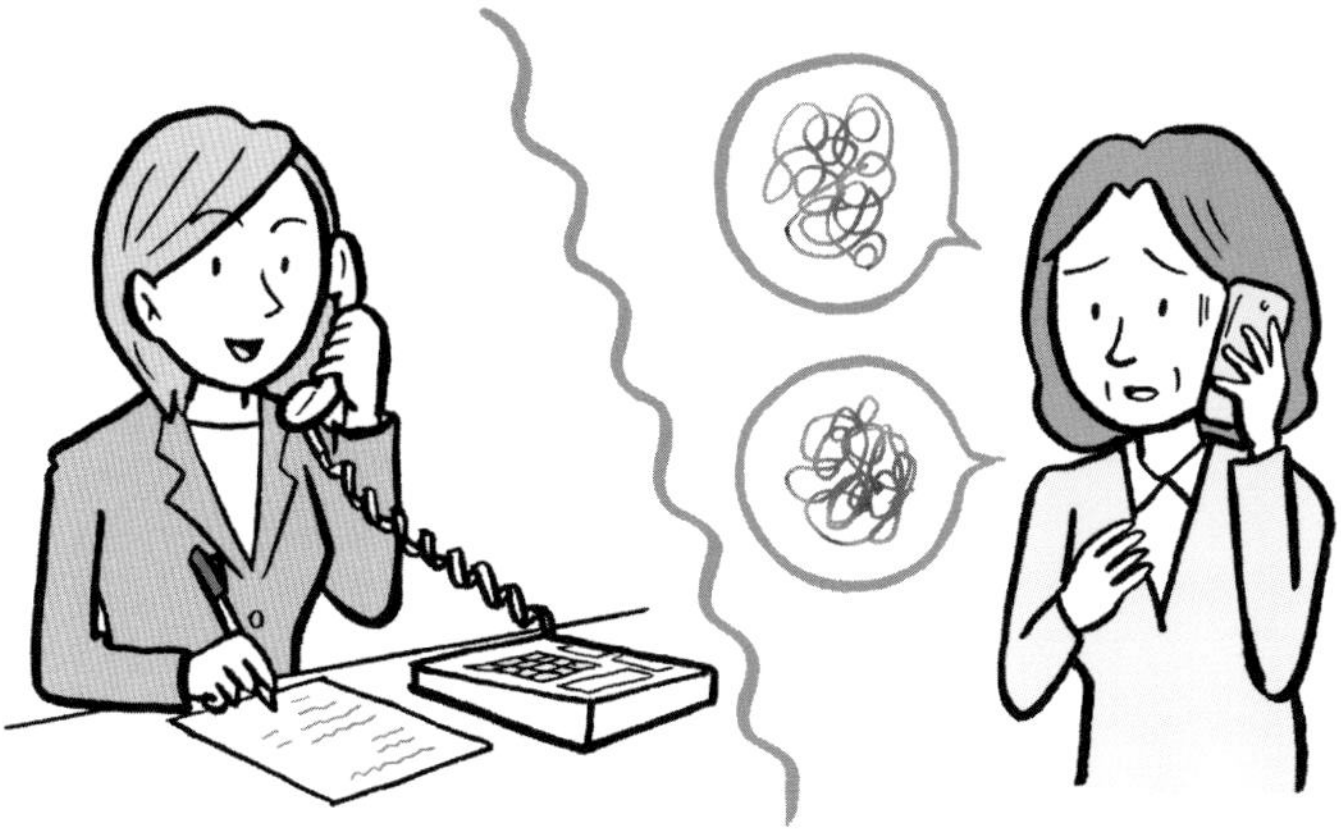

納得する病院選びのチェックポイント

自分に合った病院を見極めるために

検査から診断、治療、退院したあとの定期検査まで、病院とは長期的なおつきあいになります。後悔しない、自分に合った病院選びのポイントを紹介します。

●医療レベルが高く、治療実績が豊富

手術数が公開され、それをもとにした病院ランキングなどのデータも出されています。手術数は、客観的な数字に基づいているのでひとつの目安になります。

●「チーム医療」で治療にあたっている

医師だけではなく、さまざまな職種のスタッフがチームを組んで患者さんを支える「チーム医療」を行っていることは、大事な要素です。

●病院と病院・診療所の連携ができている

退院したあと、地域に日常的な診療や健康管理の相談を行ってくれる「かかりつけ医」がいると安心です。地域の医療機関と専門的な治療を行う病院が、連携しているか確認してください。

●患者・家族に対する相談支援の体制がある

がん患者さんと家族は、さまざまな悩みや不安をかかえます。利用できる相談窓口や支援体制があるか、確認しましょう。

●患者の自己決定を大事にする

インフォームド・コンセント（100ページ参照）をベースに治療法の選択肢を示し、患者さんが主役の医療を大事にする病院を選びましょう。

●患者・家族の話を聞いて、質問にも答えてくれる

患者さんと家族の訴えや質問を、親身に聞いて答えてくれる医師なら信頼関係が築けます。

●セカンドオピニオンに応じてくれる

主治医とは別の専門医の意見を聞く「セカンド

オピニオン」（98ページ参照）は、患者さんの権利として社会的に認められています。治療法の選択に迷ったときなどは、積極的に活用してください。

●通院に便利

退院後も定期的な通院が必要です。自宅から無理なく通える距離に病院があると、患者さんの負担が軽くなります。

●放射線療法に必要な設備がある

手術のあと、放射線療法のために病院を変えるのはむずかしくなります。放射線療法の設備と治療を行う専門医がいるか、事前に確認しましょう。

MEMO

がん以外の持病がある場合は、その病気の診療ができることも大事な要素です。がん専門病院なら、その診療科との連携があるか確認しましょう。場合によっては、総合病院が適していることもあります。

MEMO

地域に信頼できる病院がみつからない場合、全国どの地域でも質の高い医療が受けられるように厚生労働大臣が指定した「がん診療連携拠点病院」（144ページ参照）も選択肢のひとつです。

要点check　よい病院選びのチェックリスト

病院探しで情報を集めたら、「病院を見極めるポイント」をもとに、チェックしてみましょう。

- □ 手術数など、治療実績は豊富ですか
- □ チーム医療を行っていますか
- □ 地域の医療機関（かかりつけ医）との連携はありますか
- □ 患者・家族が利用できる相談窓口や支援体制が整っていますか
- □ インフォームド・コンセントを大事にして、患者の自己決定を尊重していますか
- □ 医師や看護スタッフの対応がよく、患者・家族の話をていねいに聞いて質問に答えてくれる姿勢がありますか
- □ セカンドオピニオンを申し出たとき、快く認めて、診療情報を提供してくれますか
- □ 無理なく通える範囲に立地し、通院に便利ですか
- □ 放射線療法に必要な設備があり、専門医が常勤していますか
- □ 患者本人や家族への対応がていねいでプライバシーへの配慮がありますか

セカンドオピニオンをじょうずに活用

意見は言うが診察や治療はしない

多くの場合、治療法には複数の選択肢があります。それだけに、だれもが迷ってしまうものです。他の専門医の意見を聞くセカンドオピニオンは、新たな方向性をみつけ、主治医の治療方針に納得するためにもとても役立ちます。

ときどき、「セカンドオピニオンを求めた医師が診察・治療をしてくれる」と誤解している人がいます。セカンドオピニオンは、患者さんが持参した検査データや画像などの診療情報をみるだけです。第三者として、現在受けている診断や治療についての意見を述べたり、情報を伝えたりすることで、診察はしません。

セカンドオピニオンの求め方と手順

1 主治医の説明をよく聞いて、疑問点を確認しておきます。それをもとに、セカンドオピニオンでどのようなことを聞きたいのか、まとめておきましょう。漠然と他の専門医の話を聞きたいと思っているだけでは、とりとめのない話になり、無意味な時間になりかねません。

2 どこの病院でセカンドオピニオンを聞くのか、情報を集めて、申し込み先を決めましょう。近年、「セカンドオピニオン外来」を設ける医療機関が増え、インターネットで検索すると情報が入手できます。大腸がんの場合、セカンドオピニオンを聞く医師には、消化器外科医、消化器内科医が適しています。一方、セカンドオピニオン医を主治医と異なる分野の医師にするほうが、多くの情報が入る可能性もあります。

3 主治医に、「セカンドオピニオンを受けたいのですが」と話し、検査データや画像などの医療情報と紹介状の提供を依頼してください。

4 セカンドオピニオンの申し込み先に予約を入れて、必要書類を持参しましょう。

5 セカンドオピニオンを聞いたあと、どこでどのような治療を行うか家族と話し合い、主治医とも話し合って、最終的な治療法を選択します。

MEMO セカンドオピニオンを聞きたいと思ったら

セカンドオピニオンは、セカンドオピニオン外来へ行くほかにも、さまざまな方法があります。専門外来、特定非営利活動法人が運営する相談窓口、それぞれの特徴を知ったうえで、自分に合った方法を選ぶとよいでしょう。

国立がん研究センター中央病院

セカンドオピニオン外来は、「セカンドオピニオン」と「病理相談外来」の２種類がある。

ドクターオブドクターズネットワーク

企業によるセカンドオピニオン手配サービス。病名が判明している病症状に関して、現在の診断や今後の治療方針などについてセカンドオピニオンを聞くことができる。

独立行政法人 国立病院機構

ホームページの「セカンドオピニオン」で、「北海道東北」「関東信越」「東海北陸」「近畿」「中国四国」「九州」の各ブロックに分けて、セカンドオピニオンを実施している病院を紹介。各病院のホームページへ、リンクしている。

認定特定非営利活動法人 がんサポートコミュニティー

がん患者のための医療相談を有料で行っている。複数の医師が、相談に応じてアドバイスをする。

2020年12月時点の情報。詳細は各施設・団体のサイトでご確認ください。

コラム

患者の権利ー インフォームド・コンセントとセカンドオピニオン

医師から説明を受け 納得した治療を受けるため

1970年代、欧米では市民の権利意識が高まるとともに、患者さんの権利や人権の尊重がクローズアップされるようになりました。73年には「患者の権利章典」が、アメリカ病院協会により公表されて、患者さんの知る権利と自己決定権が明らかに示されたのです。

さらに81年には「患者の権利に関するリスボン宣言」が世界医師会総会で採択され、良質の医療を受ける権利や選択の自由、尊厳を得る権利などが提唱されました。日本では、70年代後半、患者の知る権利として「インフォームド・コンセント」が紹介され、しだいに普及するようになりました。

「インフォームド・コンセント」とは「説明と同意」と訳されるように、患者さんが医師から十分な説明を受け、患者さんは納得したうえで診療内容に同意することを意味します。その中には、患者さんは医師に対して質問できる、医師の提案を拒否する権利がある、同意しても撤回できる、さらに知る権利を放棄する権利も含まれています。

主治医以外から 第二の意見を聞く

主治医からの説明で、診断や治療方針に不安や疑問をもつことがあります。その場合、納得して治療を受けるために、主治医の意見（ファーストオピニオン）以外に、他の専門医に意見を聞くことができます。「主治医以外の専門医の見解を聞く」システムが、「セカンドオピニオン（第二の意見）」です。セカンドオピニオンは、医療情報の開示が進み、患者さんの自己決定権が尊重されるようになってしだいに広まってきました。患者さんの権利として社会的に認められている制度です。

近年は、セカンドオピニオン外来を設ける医療機関も増えています。「主治医に申し訳ない」と思う必要はありません。不安があれば、積極的にセカンドオピニオンを活用してください。

Q 主治医に言い出しにくいのですが……

A　セカンドオピニオンは、広く定着しています。「自分にとって最良の治療法をみつけるためにセカンドオピニオンを聞きたい」という気持ちを素直に伝えれば、多くの医師が快く応じてくれるはずです。

「主治医に内緒で、他の医師に聞けばよいのでは」と思うかもしれませんが、セカンドオピニオンを聞くためには、紹介状や検査データなどの診療情報が必要です。もし、どうしても言い出しにくいなら、家族や知人に同席して、セカンドオピニオンを聞きたいと伝えてもらうとよいでしょう。

Q セカンドオピニオンに必要な資料とお金は？

A　主治医による「紹介状」（診断の経緯や治療方針などについて記載）と、行った検査の画像データが一般的です。費用は医療機関によって異なりますが、「セカンドオピニオン外来」の多くは保険適用がない自費診療で、相談時間30分で1万〜2万円程度です。

Q セカンドオピニオンのあと、病院を変えたいときは？

A　もし、セカンドオピニオンを聞いた医療機関で治療を受けたいと思っても、自動的に治療へと進むわけではありません。最初に、「治療を希望していますが、こちらで受け入れてもらえますか？」と確認をとりましょう。受け入れてもらえるようなら、主治医に転院したいことを話したうえで、受け入れ先で一般外来を受診します。必要に応じた検査を行い、治療の方針や方法を決めて治療を受けるという手順です。

また、新たに他の医療機関で自分に適した治療法をみつけたいという場合は、病院選びから始めます。セカンドオピニオンを聞いた医師に紹介してもらったり、相談窓口を活用したりするとよいでしょう。その場合も、一般外来を受診してから検査、治療方法の決定という手順に変わりありません。

主治医とよい関係を築くコミュニケーションのヒント

大腸がんの治療がうまくいって完治しても、その後の定期検査なども含めて、大腸がんとは長く向き合うことになります。その期間、中心となって支えてくれるのは主治医です。患者さんや家族が主治医とよい関係をつくることは、治療をスムーズに進めるためにとても重要です。主治医とのコミュニケーションはどのようにすればよいか、考えてみましょう。

●主治医と信頼関係を築く

対話の中で信頼関係をつくるためには、「相手の話をよく聞く」「共感する」「相手の言葉を反復しながら相手の気持ちに寄り添っていく」ことが基本です。主治医の話をよく聞いて、自分の言葉で繰り返して確認すること、主治医の立場や考えをわかろうとすることが大切です。

また、信頼されている、感謝されていると思うと、主治医も支援する気持ちが高まります。対話の最後には「ありがとうございます」と感謝の気持ちを伝えてください。

●主治医に本気で助けたいと思わせる

落ち込む気持ちはあるかもしれませんが、投げやりになるのはいけません。病気や体のことを真剣に考えて、一生懸命に取り組む姿勢をみせると、主治医もこたえたくなるものです。

たとえば、治療法の説明を受けてどうしてよいかわからないとき、「先生におまかせします」と言うより「どのような治療法を選ぶのがよいか、迷ってしまいます。私に適した治療法として、先生はどのようにお考えですか」といった言葉のほうが、前向きで好ましい印象を与えます。

●聞きたいことを聞く工夫をする

主治医との対話は、病気や治療の話、体や症状などの質問を中心にして、「聞きたいことのポイントをしぼり、スムーズな質問の手順を考える」ことが重要です。

他の患者さんが待っている限られた診療時間の中で、延々と愚痴や不安を訴えて、貴重な時間を無駄にしないようにしましょう。

納得した治療方法を選択しましょう

治療法を選ぶ前に主治医に確認したいこと

主治医から「大腸がんです」と言われたあと、さまざまな情報や第三者の意見を取り入れてみると、あらためて主治医に聞きたいことが出てくるものです。治療法を選ぶ前に、次のことを確認しておきましょう。ただし、それぞれのケースに応じて、確認する項目は調整してください。


「治療法の選択肢として、どのようなものがありますか」

「(主治医のすすめる)治療法のメリット、デメリットについて教えてください」

「(主治医のすすめる治療法以外で、他の専門医の見解や自身で調べた)治療法は、私のがんには適していますか。適していない場合、その理由は何ですか。また、どのようなメリットやデメリットがありますか」

「手術が必要な場合、成功率はどのくらいですか。どのようなリスクがありますか」

「術後は、これまでどおりの生活が続けられますか。QOLは維持できますか」

「術後の合併症や後遺症の心配はありますか」

「回復には、どの程度の期間が必要ですか」

「再発の可能性はどのくらいありますか。再発したときの治療法は、どのようになるのですか」

家族や親しい人に同席してもらっても

主治医とは緊張して何も話せないという人は、家族や親しい第三者が同席して、かわりに聞いてもらうのもひとつの方法です。家族や親しい第三者は、事前に患者さんの気持ちや意思を確認して、メモにまとめておきましょう。適切な人がいない場合は、医療者と患者・家族の間に立ってくれる医療コーディネーターに依頼したり（有料）、確認したいことを事前に文書にまとめて主治医に渡してもらったりするのもよい方法です。

主治医や家族との話し合いを行うほか、体験者の話や相談機関でのアドバイスなども参考にして、患者さん本人が治療法を決めます。自己決定といっても、主治医や家族と相談しながら答えを出すのですから、不安や恐れを感じることはありません。二度と変更できないわけではなく、状況が変われば方向転換も可能です。

CLOSE-UP

いちばん優先したいことは何ですか？

治療中や治療後に、いちばん優先したいことを思い浮かべてください。その目的に合わせた治療法が、見えてくるかもしれません。

- 仕事を続けながら治療をしたい
- どのような方法でも、がんを克服したい
- QOLを大事にして、これまでと同じような生活をしたい
- 痛みや症状のコントロールを重視したい
- できるだけ在宅で治療したい
- 高額の治療費は出せないので保険適用の治療でよい

要点check

「聞き違い」しないための注意点

医療用語が飛び交う診察室では、主治医の説明を別の意味でとらえてしまうことも少なくありません。たとえば、「手術のリスクは30%」と言われて、主治医は「死亡の危険率」のつもりでも、患者さんは「合併症などの起こる危険率」と思っていたケースがあります。次のことに気をつけましょう。

- 主語や目的語を明確に使い、具体的に話す。
- 主治医の説明を自分の言葉で繰り返して、確認する。
- 手術に関しては、文書や図で示した資料をもらう。

CLOSE-UP

どのような問題があるのか 家族と入院の前に話し合いを

家族のひとりが病気にかかると、家族全体に影響が出てきます。治療に入る前に、家族で次のようなことについて話し合っておきましょう。

- 治療法の選択は、患者さんと家族の意見が一致していますか。
- 患者さんが入院して治療に専念する間、家族の支援体制をどうしますか。
- 患者さんに必要なものを届けるなど、入院生活のサポートはだれが中心になりますか。
- だれかひとりの負担にならないように、家事の役割分担やローテーションを組むなどしていますか。
- 家庭内に小さな子どもや介護が必要な高齢者がいた場合、だれがお世話をしますか。
- 病院との窓口になる人はいますか。
- 仕事や職場の問題が出てきたとき、仲介してくれる人はいますか。
- 治療費などの経済的な問題はありませんか（154ページ参照）。

MEMO 入院の前に心得ておきたいワンポイント

✓ シングルの場合、いざというときにサポートしてくれる友人や知人をみつけて、ネットワークをつくっておきましょう。困ったときは、頼ることも必要です。

✓ 入院費の支払いは、病院内にある金融機関を利用すると便利です。通院中に院内を歩いて、どのような金融機関の窓口があるのか調べておいて。

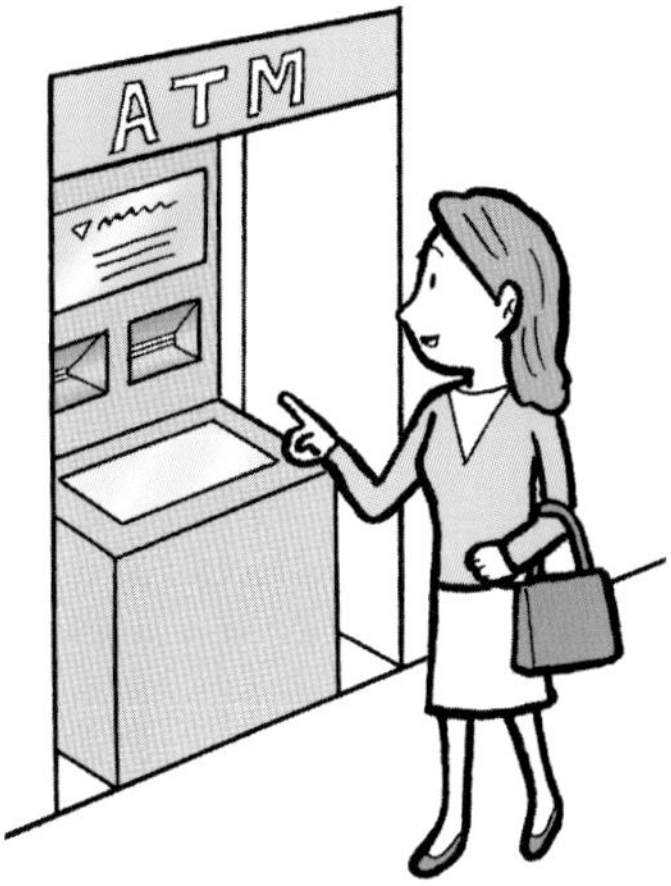

がん薬物療法の副作用と対処法

主な抗がん剤とレジメンによる副作用の種類

抗がん剤は、がん細胞だけでなく正常細胞にも障害を与えるため、副作用としてさまざまな症状があらわれます。それらの症状は、抗がん剤の種類、投与の量や回数などを示した治療計画書「レジメン」によって異なります。また、個人差も大きく、患者さんそれぞれで感じ方や症状の出方が違います。

一般的に、患者さん自身が気づく副作用の症状として、食欲不振、倦怠感、脱毛、吐き気、口内炎、下痢、めまい、手足のしびれなどの神経症状があります。一方、血液検査などでわかる副作用として白血球や血小板の減少、肝機能障害などがあります。

●多くの人に共通してあらわれる副作用の症状

副作用は、細胞の分裂が活発に行われる部位である、骨髄・消化管粘膜・毛髪を含む皮膚・末梢神経などによくあらわれます。そのため、次のような症状が多くの人にみられます。

- **骨髄抑制（骨髄の血液をつくる働きが低下すること）……白血球や血小板の減少、貧血**
- **消化管毒性……下痢、吐き気・嘔吐、口内炎など**
- **皮膚障害……脱毛、皮膚の色素沈着**
- **末梢神経障害……手や足先のしびれ**

分子標的治療薬の副作用は抗がん剤とは異なる

ベバシズマブ（商品名・アバスチン）などの分子標的治療薬の副作用は、ほとんどなく、症状があっても軽くすみます。ただし、ごくわずかな患者さんに、出血や高血圧、血栓症などの重い副作用が出現することがあります。

知って おきたい

抗がん剤・分子標的治療薬の主な副作用

フルオロウラシル（商品名・5-FU）
特徴的な副作用として、下痢、口内炎、皮膚の色素沈着など。食欲不振、吐き気・嘔吐、白血球減少なども起こる

テガフール・ウラシル配合（商品名・ユーエフティ）
食欲不振、吐き気・嘔吐、下痢、口内炎、白血球・赤血球・血小板の減少、肝機能障害など

カペシタビン（商品名・ゼローダ）
手足症候群（手や足の指先に水疱ができて出血や痛みがある）、下痢、腹痛、吐き気・嘔吐、口内炎、白血球減少など

テガフール・ギメラシル・オテラシルカリウム配合（商品名・ティーエスワン）
食欲不振、吐き気・嘔吐、下痢、口内炎、白血球・赤血球・血小板の減少、肝機能障害など

イリノテカン塩酸塩水和物（商品名・カンプト）
特徴的な副作用として、白血球減少、下痢など。ともに出現すると腸炎を合併しやすくなる

オキサリプラチン（商品名・エルプラット）
特徴的な副作用として、末梢神経障害（手や足、口のまわりのしびれや痛み）、アレルギー反応など。血小板減少、下痢、吐き気なども起こる

ベバシズマブ（商品名・アバスチン）
高血圧、たんぱく尿、鼻血など粘膜からの出血、消化管穿孔、心筋梗塞、脳梗塞など

●主な併用療法による副作用

併用療法	薬剤	副作用
FOLFOX療法	フルオロウラシル（商品名・5-FU）＋レボホリナートカルシウム（商品名・アイソボリン）＋オキサリプラチン（商品名・エルプラット）	アレルギー反応、下痢、吐き気・嘔吐、食欲不振、末梢神経障害（手足のしびれ）、白血球・赤血球・血小板の減少など
FOLFIRI療法	フルオロウラシル（商品名・5-FU）＋レボホリナートカルシウム（商品名・アイソボリン）＋イリノテカン塩酸塩水和物（商品名・カンプト）	下痢、吐き気・嘔吐、口内炎、白血球・赤血球・血小板の減少など
UFT/LV療法	テガフール・ウラシル配合（商品名・ユーエフティ）＋ホリナートカルシウム（商品名・ロイコボリン）	下痢、口内炎など。食欲不振、倦怠感、白血球・赤血球・血小板の減少、皮膚の色素沈着も起こる

がん薬物療法を行う前に副作用の知識を深めて

がん薬物療法を行う前に、患者さん自身が副作用についてきちんと理解しておくことが大切です。がん薬物療法を受ける場合、治療方法と計画、副作用の可能性など、主治医から説明がありま す。副作用について紹介した小冊子などを渡されることもあるでしょう。自分が受ける治療と副作用について、事前に把握することが第一歩です。

副作用の対処法とセルフケアのポイント

副作用や気になる症状があれば、主治医に伝えてください。体調や検査結果によって治療計画の見直しをすることがあるので、患者さんの状態も考慮されます。

症状が強いときは、投薬を一時休んだり、薬の量を減らしたりすることもあります。また、副作用が出ただけでなく、がんが大きくなった場合には、別のがん薬物療法に切り替えるほか、中止することもあるでしょう。

一方、がんが大きくならず、副作用の症状が出てもそれほど強くない場合には、薬の分量を調整することがありますが、原則として同じがん薬物療法を行います。

●服薬日誌をつけて副作用メモを

がん薬物療法の副作用は、患者さん自身が気づく症状がたくさんあります。自分の副作用の出方を知り、気づいた症状の記録をつけましょう。できれば「服薬日誌」（医療機関から提供されることがあります）をつけて、副作用について「いつから、どのような症状が、どの程度の強さであらわれたか。症状はどのくらい続き、どのように変化したか」といったことをメモすることをおすすめします。そのときの気持ちや、日常生活のメモなどをくわえてもよいですね。この記録は、主治医との情報共有のツールとなり、治療計画にも役立ちます。また、副作用とつきあううえで、患者さんにとって大事なデータになります。

●自分でコントロールする

副作用があらわれると、精神的にもダメージがあります。なるべく前向きに、セルフコントロールしましょう。気分転換をして、病気のことばかり考えない、症状の度合いや変化を把握して健康状態を自己管理する、副作用をやわらげるための対処法を活用するといった心構えによって、副作用とじょうずにつきあうことができます。

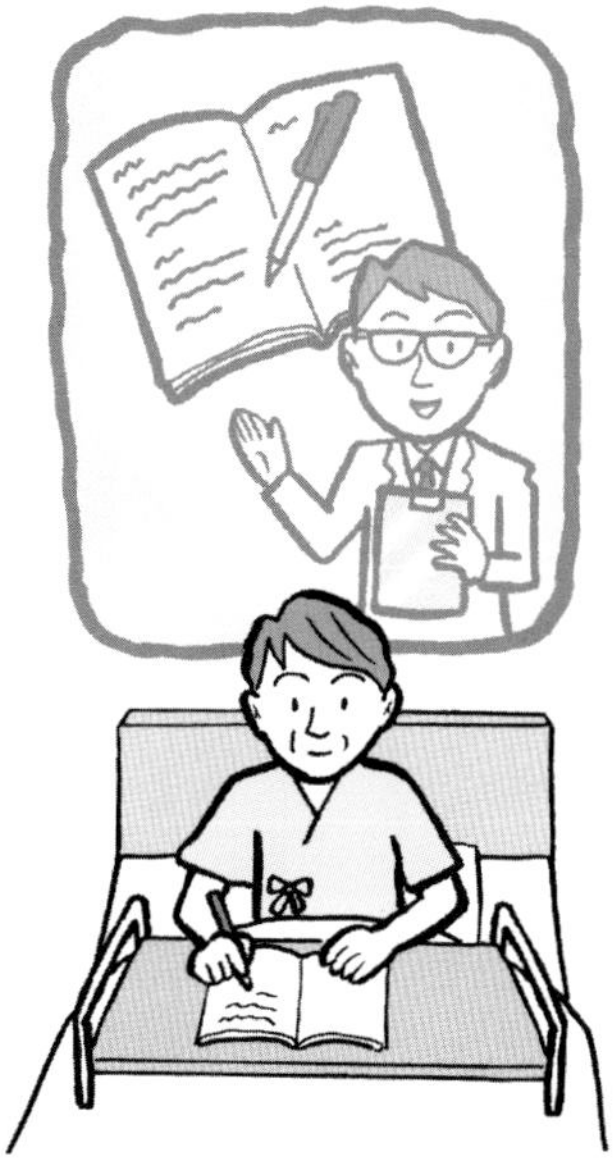

MEMO イリノテカンの副作用は事前にわかる

抗がん剤のイリノテカン塩酸塩水和物（以下、イリノテカン）を用いる場合、イリノテカンが分解されやすくなる酵素をもっているかどうかで、副作用の有無が決まります。イリノテカンが分解されやすい人は副作用が出にくく、分解されない人は副作用が出やすいとみられています。

イリノテカンの副作用があらわれる人は、遺伝子検査でわかります。保険診療として認められている簡単な採血検査なので、事前の検査をおすすめします。

イリノテカンの使用時に注意したい食品

グレープフルーツの果肉成分には、イリノテカンを分解する酵素を阻害する物質が含まれています。副作用が強くあらわれる可能性があるので、グレープフルーツはジュースも含めて避けましょう。

知って
おきたい

副作用の症状別
セルフケアのポイント

吐き気・嘔吐

- においが強い食べ物は避けて、冷たいものやめん類など食べやすいものをとる。
- 吐いたら冷たい水でうがいをして、氷を口に含んで水分補給をする。脱水を避けるためにも水分補給をこまめに行う。
- 精神面も影響するので、吐き気止め薬や不安を緩和する薬を用いる。

下痢

- 下腹部を保温する。
- 水分補給をして脱水を防ぐ。
- 食物繊維の多い食品や香辛料を多く使った料理は避けて、温かく消化のよい食べ物をとる。

口内炎

- 歯磨きやうがいを欠かさず、口内を清潔に保つ。
- 口内や唇の乾燥を防ぎ、うがいやリップクリームで保湿する。
- 刺激の強い食べ物は避けて、やわらかいものを食べる。

末梢神経障害

- 冷たい空気や冷たいものにふれて起こることが多いので、室温を高めにする。
- 冷たいものには素手でふれない。
- 冷たい食べ物は避け、温かいものを食べる。

骨髄抑制
（白血球減少、貧血、血小板減少など）

- 血液のデータを把握する。
- 白血球減少の場合は、人混みを避ける。体を清潔にして、部屋の掃除や換気を行う。
- 貧血の場合は、転倒しないようにゆっくりと動き、入浴は適温で短時間にする。
- 血小板減少の場合は、けがや出血しないように注意する。

皮膚障害
（色素沈着、手足症候群）

- 色素沈着（手足の指先が黒っぽくなる）の場合、手袋や帽子で直射日光を避ける。
- 手足症候群（手のひらや足底にしびれやヒリヒリ感があったり、赤く腫れたりする）の場合、熱い風呂やシャワーを控えて熱の刺激を避ける。炊事はゴム手袋などをして、洗剤にじかにふれないようにする。

がん治療はここまで進化！遺伝子に合わせて治療する「がんゲノム医療」

人それぞれ違うがんの遺伝子

体を構成する細胞内には染色体があり、膨大な遺伝子や遺伝情報を含んでいます。遺伝子情報を「ゲノム」といい、遺伝子の配列の違いからその人自身がつくられています。がんは、この遺伝子が変異して正常に機能しなくなり、発症する病気です。

患者さんの遺伝子の変異を調べて、遺伝子情報に合わせた病気の診断や治療を、「がんゲノム医療」といいます。

がん治療では、手術、放射線治療、薬物療法が三大治療とされています。このうち、薬物療法では、分子標的治療薬や免疫チェックポイント阻害薬など、新たな治療薬も開発されていますす。薬剤の進歩に伴い、がんのある部位で治療を考えるのではなく、がんの原因となる遺伝子に合わせて薬剤などを選択して治療するという考え方が、注目されているのです。

2019年から検査は保険適用に

がんゲノム医療は、「がん遺伝子パネル検査」を受けることが必要です。がん遺伝子パネル検査とは、がんの発生の原因となる複数のがんの遺伝子の変異を一度に調べる検査です。100種類以上のがんに関係した遺伝子変異を、一度に調べることができます。2019年には、がん遺伝子パネル検査が保険適用となりました。

検査によって遺伝子に変異がみつかれば、その遺伝子変異に対して効果が期待できる薬剤の使用を検討するなど、治療法の選択に役立ちます。

ただし、がん遺伝子パネル検査を受けるには、保険診療内の標準治療がない人や、すべての標準治療が終了した人といった条件があります。また、検査の結果、遺伝子変異がみつからない場合があります。遺伝子変異があっても、使用できる薬がない場合もあります。その人に合う薬（臨床試験を含む）が使用できる割合は、全体の10％程度です。

コラム

未承認の治療も可能な「患者申出療養制度」

未承認の薬や医療機器を活用できる

患者申出療養制度は、がんや難病などの患者さんが申請する制度です。国内で未承認の抗がん剤などの医薬品や医療機器、他のがん種の治療に使われている適応外の医薬品や医療機器などを、利用できます。保険適用の診察・治療などと併用できるしくみで、2016年4月からスタートしました。

たとえば、通常の薬では効果がなく、健康保険が適用されない未承認の薬を使ってみたいときに、患者さんが申請して受理されれば、その治療が受けられます。

具体的に、申請はどのような流れになっているのでしょうか。

①治験や先進医療などでも実施していない医療を受けたい場合など、患者さんはかかりつけ医に相談する。適宜、臨床研究中核病院と連携する。

②臨床研究中核病院において、国に提出する当該医療技術の資料を作成する（治療法に関する計画を定めるなど）。

③患者さんが臨床研究中核病院を通じて、国に「患者申出療養」の実施を申請する。

④国の会議で審査する（安全性や有効性、科学的根拠など、原則6週間）。

⑤臨床研究中核病院や協力医療機関にて、患者申出療法の実施。

年月がかかり高額な費用も

治療の選択肢が広がる一方で、さまざまな課題があるのも事実です。計画を決めても、実施までに院内の倫理審査などを考えると、半年～1年ほどかかることもあります。また、費用も高額です。国立がん研究センターの試算では、欧米で承認されている未承認薬を1カ月使うと平均で200万円以上かかりますが、保険適用されない部分は患者さんの自己負担です。

第4章

いちばん大事な「退院してからのこと」

退院後は、あせらず少しずつ体を慣らしていきましょう。体力を回復させるためには、栄養バランスを考えた食事と適度な運動、睡眠が大事です。大腸がんの手術をした場合は、排便リズムを整え、人工肛門をつくった人はストーマにも慣れていきましょう。

退院から、社会復帰・家庭復帰をめざして

退院後数週間かけて段階的に戻す

退院後の生活で大切なことは、社会復帰や家庭復帰をめざして規則正しい生活を送ることです。ただし、急に元の生活に戻るのはむずかしいので、数週間かけて段階的に少しずつ戻していくようにしましょう。

とくに手術後は、食事をとる時間や量に配慮が必要です。はじめは入院中の食事時間と近いタイミングで食べて、徐々に復帰後の生活に合わせていくようにします。食生活を整えることは、手術後の体を回復させるだけではなく、スムーズに社会や家庭へ復帰するうえでとても重要です。家族の協力も得て、自分に合った食べ方をみつけましょう。

職場復帰は産業医に相談しても

退院後1回目の定期検査で問題がなければ、多くの場合、主治医から、「ふつうの生活に戻っていいですよ」といわれます。

仕事に復帰する人は、散歩から始め、書店や買い物などに行ってある程度の時間を過ごしてみる、電車に乗ってみるといったように、少しずつ行動の範囲を広げていきます。職場に戻ってからも、周囲の理解を得て、しばらくは残業や飲食のつきあいは控えましょう。

職場に産業医がいるなら、復帰前に面会して状況を伝え、困ったときには相談に乗ってもらえるようにしておくと安心です。上司や部下にも、できるだけ率直に事実を伝え、協力してもらえる環境をつくるなど、事前の準備をしておくと復帰がよりスムーズになります。

知って
おきたい

退院から復帰までのプロセス ～モデルケース

退院から復帰までの例を紹介します。
実際には、患者さんの病状や心身の状態によって異なります。

退院

自宅でゆっくり静養する

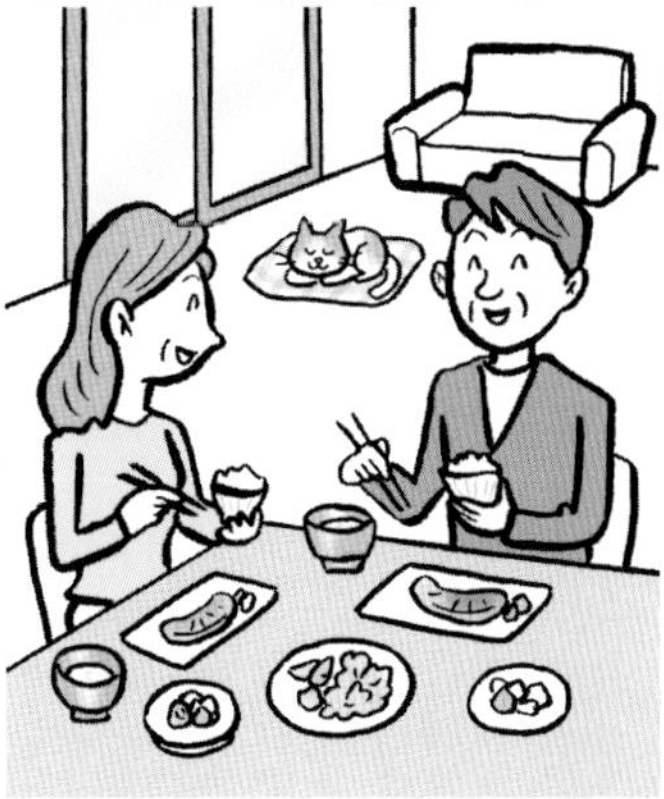

約2週間後

手術の傷や症状などをみてもらうために受診

- 気になることは、主治医に相談します。
- 食生活を整えて体の回復をはかります。
- 排便の状態に慣れ、コントロールすることを身につけましょう。

約1カ月後

診察と血液検査を受ける

- 散歩や買い物、電車に乗るなど少しずつ行動の範囲を広げて、体を慣らします。
- 職場復帰、家庭復帰を考えて気持ちの準備をします。

約3カ月後

診察と定期検査（血液検査～腫瘍マーカーの測定など）を受ける

- 職場復帰の準備をするため、リハビリ出勤など、復帰後の働き方を会社と相談しましょう。

約6カ月後

診察と定期検査（血液検査～腫瘍マーカーの測定、腹部超音波検査または腹部CT検査、胸部X線検査または胸部CT検査、直腸がんの場合は骨盤CT検査またはMRI検査など）を受ける

- 同じ体験をした人との交流や活動に参加してみては。

5年間は継続して定期検査を受ける

主婦はがんばりすぎず、家族の協力を得て

家庭の主婦の場合、以前と同じように働いてしまい、体調をくずすこともあります。家事や子育ては、家族の理解と協力が欠かせません。疲れているときや体調が悪いときは、家族に伝えて休息をとりましょう。定期検査は家族にも同行してもらい、主治医から家族の理解と協力が必要であることを説明してもらうとよいかもしれません。

社会復帰や家庭復帰で困ったときは、がんの患者さんや家族の相談に応じている「がん相談支援センター」（139ページ参照）に相談してみましょう。

忘れてはいけない定期検査

退院後の経過をチェックするために、定期検査は欠かせません。早期の大腸がんであっても、再

安心して職場復帰するためのポイント

仕事への復帰はいつごろがよい？

あるアンケートによると、休職期間は1〜2カ月程度が多いのですが、受けた治療や回復の状況によって個人差があります。ストーマをつくった人は、ストーマケアを習得してから復帰します。また、仕事内容によっても異なります。主治医に仕事内容を話して、いつごろから復帰できるか相談してみましょう。

職場復帰するとき、伝えておくことは？

職場復帰にあたって、ある程度は職場に経過を報告することをおすすめします。職場復帰後も、がん薬物療法を受けている人は、定期的に休まなければならない場合があります。また、ストーマをつくった人は、トイレへ通う回数が多くなる、ケアの時間がかかるということも。事前に職場の理解が得られ

発の危険性はゼロではありません。がんの再発は、治療後3年以内に起こることが多く、5年以上たってからの再発は少ないことがわかっています。

定期検査は「サーベイランス」といわれ、検査の期間や検査法などは、ステージや再発が起こりやすい臓器を考慮に入れて、スケジュールが決められています。大腸がんの場合は、手術後3年間は3カ月に一度、4～5年目までは6カ月に一度の検査がすすめられています（162ページ参照）。

社会復帰のためのチェックリスト

社会復帰には、準備とタイミングが大事です。社会復帰ができる状態になっているか、チェックしてみましょう。

- □ 毎朝、きちんと起床している
- □ 睡眠は十分にとれている
- □ 栄養を考え、しっかり食べている
- □ 清潔な身なりと身だしなみに配慮している
- □ 服薬の管理や症状への対処ができている
- □ 倦怠感や疲労感はない
- □ ストレス対処や気持ちの整理ができている
- □ 本や新聞、資料などを集中して読むことができて理解できる
- □ 仕事や家事への意欲がある
- □ パソコンでの文書作成など、社会復帰の準備をしている
- □ 適度に外出して、他者との交流ができている

ると、安心して仕事ができます。

ただし、がんに対する偏見などもあり、不当な待遇や人間関係の悩みをかかえる場合があるかもしれません。不安があるときは、信頼のおける上司に相談したり、職場に産業医がいれば話してみたりすることもひとつの方法です。

体力に自信がないけれど……

無理をせず、少しずつ体を慣らしていきましょう。次のことを実践してみては。

- **外出したときに職場の近くまで行くなど、通勤が可能か試してみる。**
- **自宅で机に向かい、資料や本を読むほか、パソコン作業をしてみる。**
- **職場で上司や仲間と話しているイメージを浮かべて、シミュレーションしてみる。**
- **短時間勤務から始めて、徐々に勤務時間を元に戻していく。**

がんの治療中も元気をチャージできる食事と栄養

やせないことがQOLを高める

「がんになってやせてしまった」という声をよく聞きます。実際、患者さんは、がんと診断されたとき約半数は体重が減少しており、治療が進むにつれ約8割は体重が減少するという報告があります。

海外の文献によると、大腸がんの患者さんで、発症前の体重と、がん薬物療法前6カ月間の体重の変化を比較したところ、5〜10%の体重減少、10%以上の体重減少が、それぞれ14%の人にみられました(DeWysWD,et al.,1980,Am J Med 69:491-497)。

体重が減少するのは、がん薬物療法や放射線療法などによる体への刺激や、がん細胞自身が放出する物質によって、患者さんの体の中で慢性炎症が起こるためです。

慢性炎症の具体的な症状として、発熱や倦怠感、食欲不振、下痢、口内炎などがみられます。放置していると、体重や筋肉が減少して、がん治療を受ける体力を消耗してしまいます。また、QOL(生活の質)が低下し、生存期間にも影響を与えるといわれています。

やせないこと、体重や体力を保つことは、QOLを維持してがんと向き合うために大切です。

症状に応じた食事で栄養不良を予防

手術やがん薬物療法、放射線療法などのがん治療には、さまざまな合併症や副作用があります。たとえば大腸がんの手術後は、軟便・下痢、頻便、便秘、また排便習慣の変化や腹部膨満感が起こりやすくなります(24ページ参照)。一方、がん薬物療法や放射線療法では、食欲不振、吐き気・嘔吐、下痢、口内炎などの副作用が出ることがあります（85、106ページ参照）。

このような症状があると、食事に影響を及ぼして栄養状態の低下を招きます。必要な体力を維持するためにも、症状に応じた食品選びと調理の工夫が必要です。たとえば、口内炎が生じたときは、あんかけにする、ソースにからめるなど食べやすいよう工夫して、熱いもの、辛いものといった刺激の強い食べ物は避けます。

また、食に対する思いや価値観、満足度に配慮をすることも大切です。患者さんの好みに合った食品選びや味つけにすれば、食欲が増したり、満足度が高まったりして食が進みます。

ただし、食事のコントロールだけで改善するのは、むずかしいかもしれません。症状を緩和する薬を用いたり、生活環境を見直したりすることも効果があります。

知って おきたい

元気になる栄養「EPA」「BCAA」

体重や体力の維持は、食べる量を増やすと同時に、適切な栄養補給が必要です。慢性炎症をしずめ、筋肉量の低下による体重の減少を抑える働きがある栄養素として、エイコサペンタエン酸EPAが注目されています。EPAを多く含む食品として、クロマグロ、エビ、イワシ、サバなどがあります。ただし、十分な量を食品からとるのは大変なので、EPAを含む栄養機能食品を活用するのもひとつの方法です。

また、筋肉をつけて、エネルギーを高めるために有効な、たんぱく質に含まれる分枝鎖アミノ酸BCAA（必須アミノ酸のうちのバリン、ロイシン、イソロイシン）も積極的にとりましょう。BCAAは、大豆、チーズ、マグロの赤身に多く含まれています。

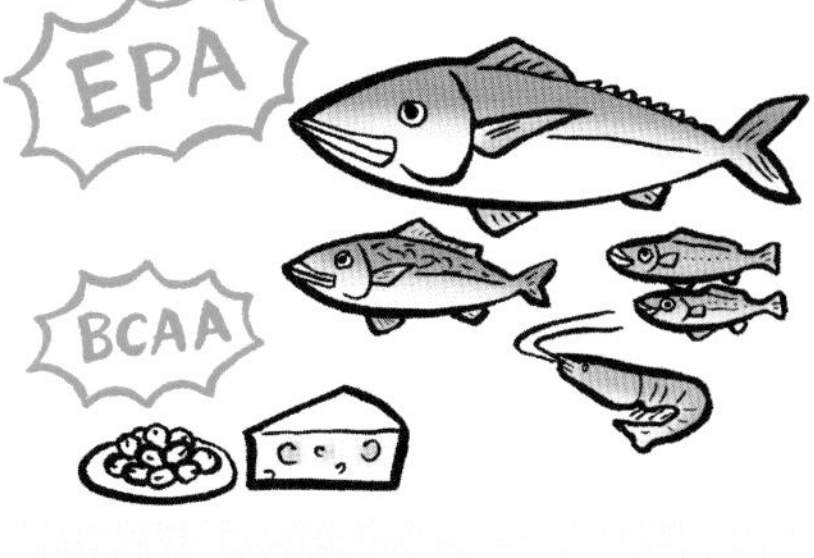

大腸がんの人の食事と栄養を考える

退院後の食事のポイント

手術後は腸の働きが一時的に低下しているため、体力を回復させることを基本として、腸にやさしい食事をとることが重要です。退院後の食事で、心がけたいポイントを紹介しましょう。

・自分に合った食生活をする

手術後は、体力が落ちる人もいます。「無理に食べなければ」とあせらず、ゆっくり少しずつ食べてください。

・規則正しく食べて、一度に食べすぎない

手術後しばらくは大腸の働きが低下するので、一度にたくさん食べずに、同じ分量で規則正しく食べます。

・消化・吸収のよいものを中心にして、食物繊維のとりすぎに注意する

消化・吸収が悪いと、下痢や便秘が起こりやすくなります。食物繊維は便のかさが増えるためお腹が張ることがあり、手術の傷が痛みやすくなります。一度にたくさん食べて、急に胃が膨らむと、腸が刺激を受けて下痢を起こしやすくなります。よくかんでゆっくり食べましょう。

・多品目の食品をバランスよく食べる

たんぱく質、糖質、脂質(脂肪)、ビタミン、ミネラルなどは健康維持に大切な栄養素です。また、近年、ファイトケミカル(カロテン、ポリフェノールなど)や乳酸菌が注目されています。できるだけ多くの種類の食品をとり、バランスよく栄養補給できる食事を心がけてください。

・1日2リットルの水分をとる

大腸は水分を吸収して便をつくる役目があり、体内の水分を調整しています。手術によってその機能がうまく作用しないことがあるので、十分な水分の補給が必要です。便秘や脱水を防ぐためにも、1日2リットルを目安に水分をとりましょう。

無理なく食事・栄養をとるヒント

■「食べなければ」と思い込みすぎない。家族が「食べてほしい」と強く望むと、患者さんの精神的負担になるので気をつけて。

■食べられそうなものを準備して、食べたいときにひと口でも食べる。

■盛りつけを少量にして「食べられた」という安心感を得られるようにする。

■少量でも、エネルギーやたんぱく質がとれる食事にする。

■見た目やにおい、雰囲気に配慮して、楽しく食事をすることを大切に。

知って おきたい

大腸がんのリスクにかかわること

大腸がん	リスクを下げる ↓	リスクを上げる ↑
確実	運動	赤身肉・加工肉、飲酒（男性）、肥満、腹部肥満、高身長
ほぼ確実	食物繊維を含む食品、ニンニク、牛乳、カルシウム	飲酒（女性）
可能性あり	野菜、果物、魚、葉酸を含む食品、セレン、ビタミンDを含む食品など	鉄を含む食品、チーズ、動物性脂肪を含む食品、砂糖を含む食品など

出典：米国がん研究機関（AICR）と世界がん研究基金（WCRF）の報告より

がん予防の可能性がある食品ピラミッド「デザイナーフーズ」

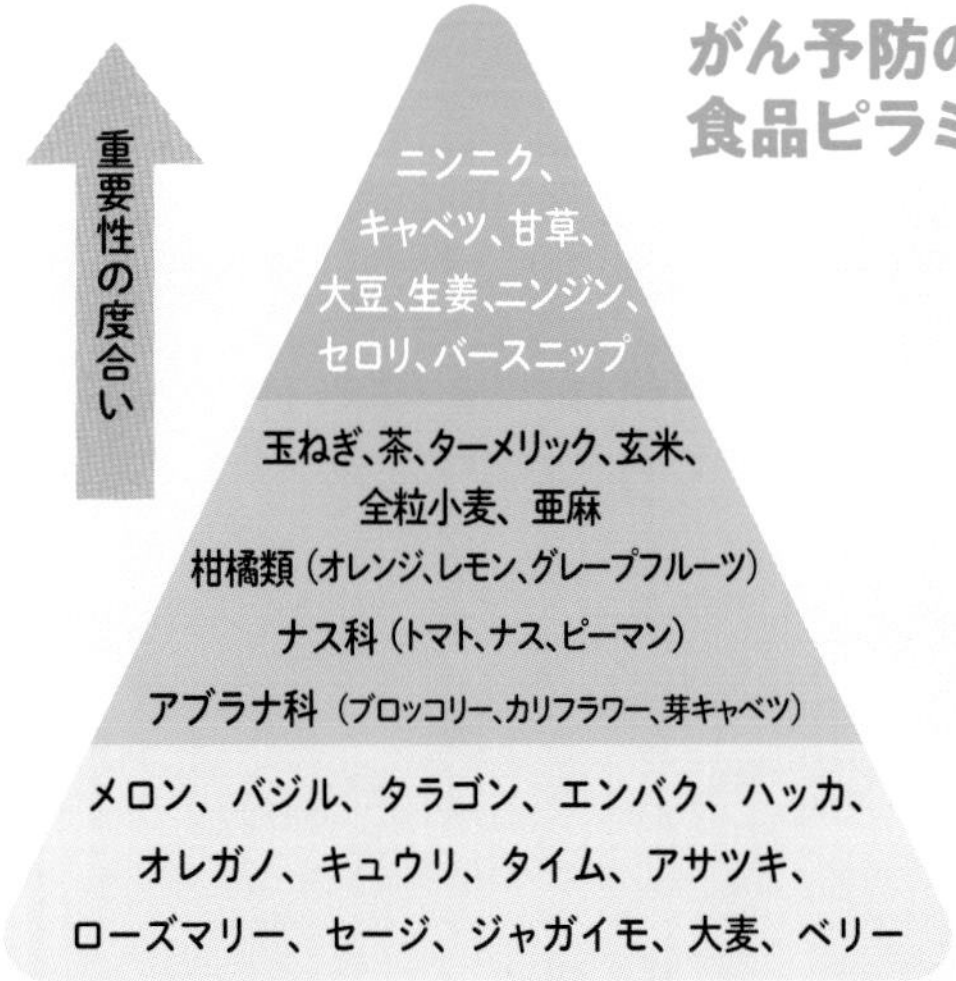

がんの予防効果がある約40種類の食品

出典：米国国立がん研究所「デザイナーフーズ」

米国国立がん研究所は、1990年から、「デザイナーフーズ・プログラム」プロジェクトを始めています。このプロジェクトは、「食品がもっている生理調節機能と病気の関係に着目して、がんの予防に食品がどのような機能を果たすかを科学的に解明する」ことが目的です。その一環として、がんの予防効果があるとみられる約40種類の食品の重要度を「ピラミッド型」の図であらわしています。図の上方にいくほどがんの予防効果が高くなります。

術後の回復のために ぐっすり眠るには

睡眠は量より質 本人の満足感が大事

心身の休養や術後の回復のために、毎日ぐっすり眠りたいものです。重要なのは、量（時間）より質です。ある程度の睡眠時間を確保することは必要ですが、深い眠りを得ることで、心身の疲れを回復できます。一方で、他人からはよく眠っているように見えても、実際は眠りが浅く、本人は全然眠れないと感じていることもあります。

よい眠りを得るには、規則的な生活をすることと、適度な運動が必要です。起床、食事、就寝の時刻はできるだけ一定にしましょう。無理のない範囲で体を動かすと、適度な疲労感によって眠りやすくなります。

不眠の原因を探り 睡眠導入剤もじょうずに利用

病気への不安や体調・生活の変化、経済的な問題など、不眠の原因は、身体的・精神的・環境的なものを含めてさまざまです。原因をみつけられれば、対処の仕方を考えることができます。思うように眠れないときは主治医に相談し、薬の助けを借りることを考えましょう。「睡眠導入剤はクセになるのでは」と思いがちですが、じょうずに使えばぐっすり眠って、体力や気力の回復に結びつけることができます。

睡眠導入剤は不眠の症状によって使い分けるので、どんなふうに眠れないのか、主治医にくわしく伝えてください。効果が思わしくないときは率直に伝え、薬の種類や量を変えてもらいます。薬を飲む時間や量は、必ず指示を守りましょう。

MEMO 眠れない原因をみつけて対処を

原因	症状	対処法
身体的なもの	痛み、だるさ、発熱、冷え、吐き気、下痢、せきや痰など	痛みをとる。冷えるときは温める、熱があるときは冷やす。可能なら症状を抑える薬剤を処方してもらう。 など
精神的なもの	病気や生活などさまざまな不安、いらだち、不満など	信頼できる人に話を聞いてもらう。不安やうつ症状が強いときは主治医に相談して、カウンセリングや薬物療法を受ける。 など
環境的なもの	照明・室温や湿度・寝具・音による不快感など	心地よい暗さに照明を調整する。快適な温度や湿度に調整する。寝具を快適なものに変える。騒音を抑える。安らぐ音楽を小さな音でかける。 など

よい眠りのためにOK・NG

OK

- 規則正しい生活をする
- 夜、ぬるめのお風呂に入る
- 足湯（足浴）をする
- 日中の活動、適度な運動
- リラックスする音楽
- リラックスする香り（アロマセラピー） など

NG

- 不規則な生活
- 夕食を食べてから短時間で就寝
- 夕食後にカフェインを含むもの（コーヒー、紅茶、濃い緑茶など）を飲む
- 寝る前の飲酒
- 運動不足 など

体力回復に役立つ適度な運動を日課に

自分のペースで毎日続けるのが効果的

手術後は、どうしても体力が落ちます。回復を促すために、軽い運動がおすすめです。運動には、全身の血行をよくする、心肺機能を維持・向上させる、食欲を増進させる、心地よい疲労により熟睡できる、気分転換になるなど、さまざまなメリットがあります。

自宅の階段の上り下りや、庭に出てみることなどから始め、徐々に散歩やウォーキングなど動く範囲を広げるとともに、運動の強度を上げていきましょう。主治医から許可が出たら、少しずつ、毎日続けることがポイントで、やりすぎは禁物です。外出から帰ったら手洗いをするなど、とくに風邪のシーズンは感染予防にも気を配ります。治療後は、思っている以上に体力が低下しています。体調が悪いときは無理せずゆっくり休むなど、自分のペースで進めることを心がけてください。

昼は活動して夜は眠る。メリハリのある生活を

退院したばかりの時期は、なんとなくだるくて疲れやすいと感じるかもしれません。だからといって横になってばかりいると筋力が低下し、ますます疲れやすくなります。

運動は無理と思う日でも、起床したらパジャマから着替えましょう。昼間起きて活動し、夜眠るという生活パターンをくずさないように、少しずつ元の生活に戻すようにします。昼夜が逆転しないように昼間眠ることは控えたほうがよいのですが、1時間程度の昼寝は疲労回復に効果があります。

適度な運動の効果

心地よい疲労により熟睡できる

食欲を増進させる

心肺機能を維持・向上させる

全身の血行をよくする

気分転換になる

など

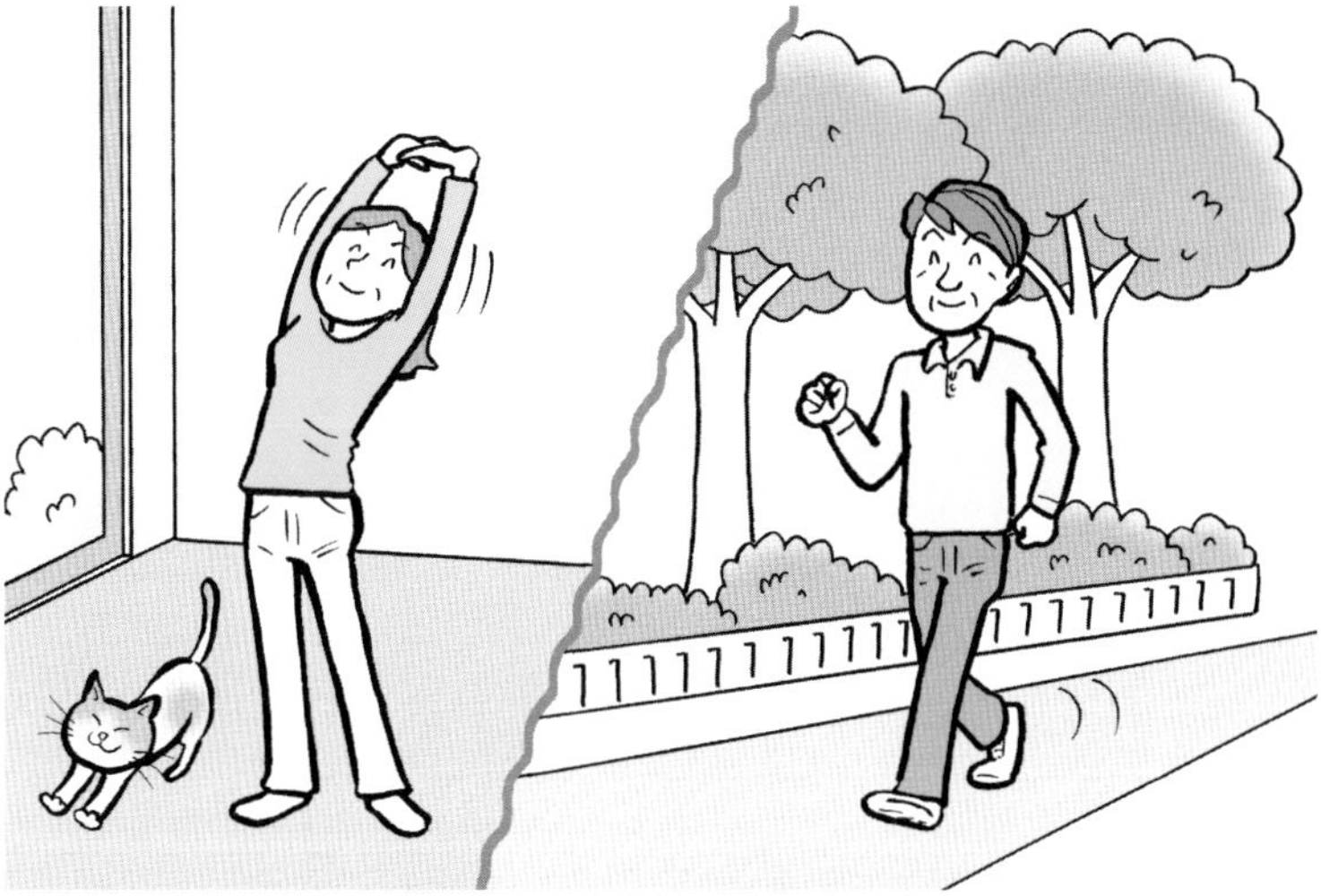

知っておきたい

私たちの体に刻まれている「サーカディアンリズム」

朝に目が覚めて夜眠くなる、決まった時間にお腹がすくといったような一日の自然なリズムは、「サーカディアンリズム（概日リズム、周日リズム）」といって、もともと私たちの体に刻み込まれているものです。

このリズムにそって、体温、血圧、脈、尿の量、ホルモン分泌なども変動しています。不規則な生活は体の秩序をくるわせ、体調不良に陥りやすくします。サーカディアンリズムには、光が深くかかわっています。朝はカーテンを開け、室内に光を入れて体を目覚めさせましょう。夜寝るときは明かりを落として、ゆっくり体を休めます。

コラム

生活のタイプ別アドバイス

働きながら治療を続ける人、家事や家族の世話をしなければならない主婦、高齢者など、生活タイプ別に、療養生活のポイントを解説します。

●ひとり暮らしの人

- 職場復帰に向け、規則正しい生活を心がける
- 親やきょうだいなど、手伝いを頼める人が近くにいれば、しばらくの間サポートしてもらう（食事が自分でつくれない間はとくに）
- 家事全般を、家事代行業者などに外注する、買い物は宅配サービスを使う
- 栄養機能食品などを積極的に利用し、栄養不足にならないようにする
- 困ったときの連絡先などを、目立つところに貼っておく

●家庭の主婦

- 家事を家族で分担してもらって無理をせず、できる範囲で行う
- 起床時間、就寝時間、食事の時間はできるだけ規則正しくする
- 買い物などは、家族といっしょにまとめて行い、宅配サービスも積極的に利用する
- 家事でできない範囲を家事代行業者など外注に頼る

●経済的に主要な役割を果たしている“家族の大黒柱”

- 退院後の生活について、主治医の説明を家族もいっしょに聞く
- 職場復帰に向けての上司や産業医との話し合いは、情報を家族と共有する
- 体調の悪いときは、家族に率直に伝えて休息をとる

●高齢者

- 65歳以上で、自立した生活に不安のある人は、介護保険を利用する（150ページ参照）。国や自治体の制度を積極的に利用する
- 子どもや親類など、手助けを頼める人がいれば、しばらくの間サポートしてもらう
- 積極的に体を動かし、歩いたり身のまわりのことを行ったりする機能を衰えさせないようにする
- 困ったときの連絡先を、信頼できる隣近所の人にも伝えておく
- 家事全般を、ハウスキーパーなど外注に頼る

人工肛門とのじょうずなつきあい方

ストーマってどんなもの？

直腸がんの手術などで肛門や直腸の治療をするときは、腸の一部をお腹の外に出して排泄物の出口をつくることがあります。この腸でつくった出口をストーマといいます。ストーマには、「消化器ストーマ（人工肛門）」と「尿路ストーマ（人工膀胱）」があります。消化器ストーマは、回腸（小腸）につくるものと結腸（大腸）につくるものがあります。形状は、孔《あな》が1つの「単孔式《たんこうしき》」と、2つの「双孔式《そうこうしき》」に分かれます。

術後、縫合不全などの予防として一時的に人工肛門をつくる場合は双孔式が多いのですが、永久的な人工肛門の場合は単孔式が一般的です。ただし、病状や治療法により形状の選択は異なります。

ストーマの装具は使い捨て

人工肛門になると、以前のように便をためたり、便をしたい感覚や、たまった便を出す働きがなくなります。そのため、お腹にストーマ専用の袋（装具）を貼り、袋の中に排泄物をためます。日常生活を快適に過ごすためには、お腹に貼ったストーマ装具から排泄物が漏れず、皮膚がかぶれないようにすることが大切です。

手術前に、ストーマの位置を決めます。ストーマの位置は、日常生活における「寝る」「座る」「立つ」「かがむ」などの体の動きに合わせて、しわや、皮膚のへこみ、骨やおへその近くを避けた場所で、ストーマ装具が平らで安定して貼れる場所や、ストーマの合併症が起こりにくい場所、自分でストーマが見える場所、かつ装具が貼りやすい場所を、看護師と一緒に選びます。

ストーマの部位と排便

知って
おきたい

ストーマをつくる腸の部位により排便の形や量が異なります

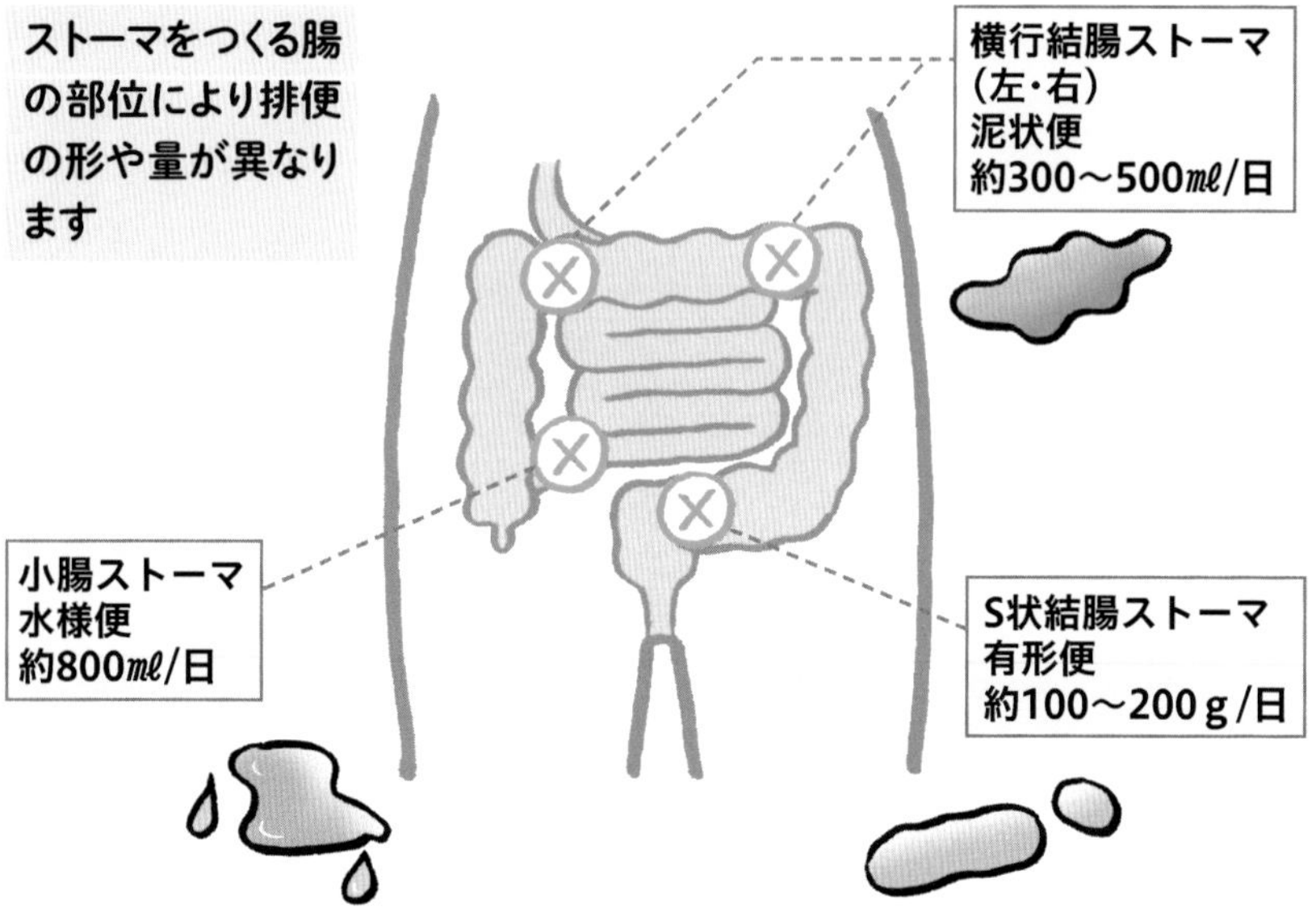

単孔式ストーマ

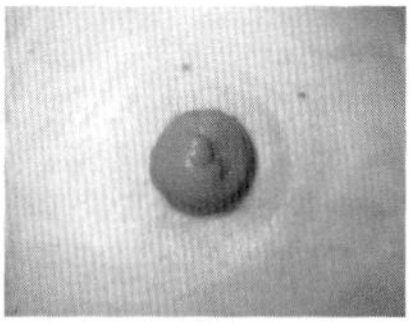

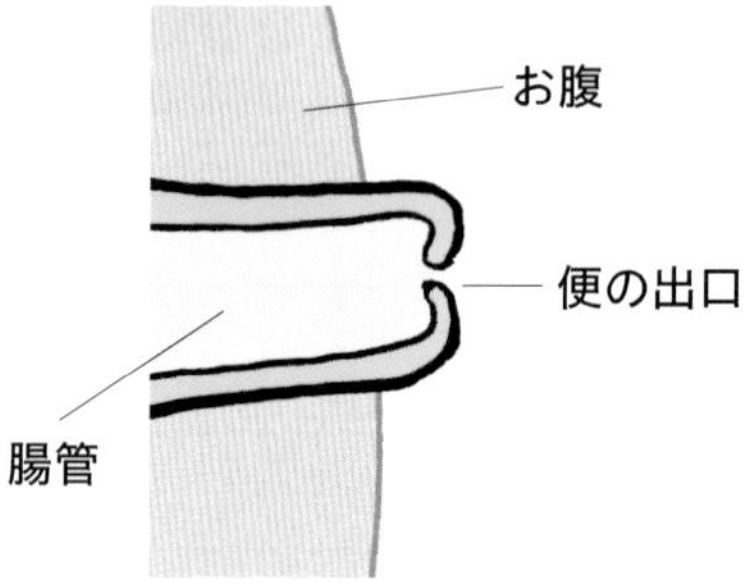

便の出口が１つのストーマです

双孔式ストーマ

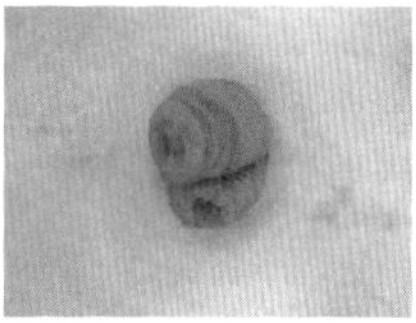

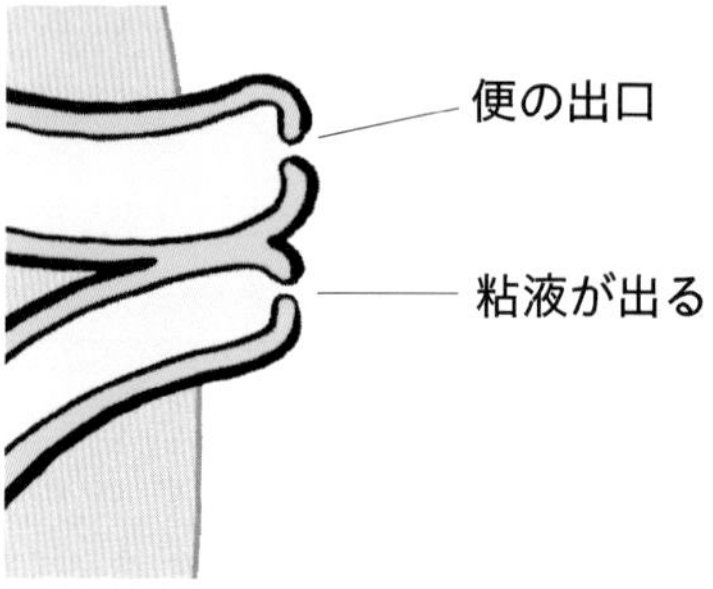

２つの排泄口をもつストーマです。１つは便の出口で、もう１つは肛門側につながっている出口で粘液が出ます

知って
おきたい

ストーマ装具の使い方

ストーマ装具には、単品系装具、2品系装具、平面、凸型とさまざまな組み合わせがあります。メーカーごとに、板の厚さや形、排泄口の使い方が異なる装具を展開しており、その組み合わせは数百にのぼります。自分のストーマの形、お腹の形、生活スタイルに合わせて選びましょう。

ストーマ選びのポイント

- ストーマに十分な高さと、ストーマ周囲にしわや凹みがないS状結腸ストーマの場合、単品系装具や2品系平面装具を使用する。
- ストーマ周囲のしわや凹みがある場合は、2品系装具でしっかりと周囲の皮膚を押さえる。
- ストーマの高さがない、または陥没している場合は、凸面装具でしっかりと押さえる。

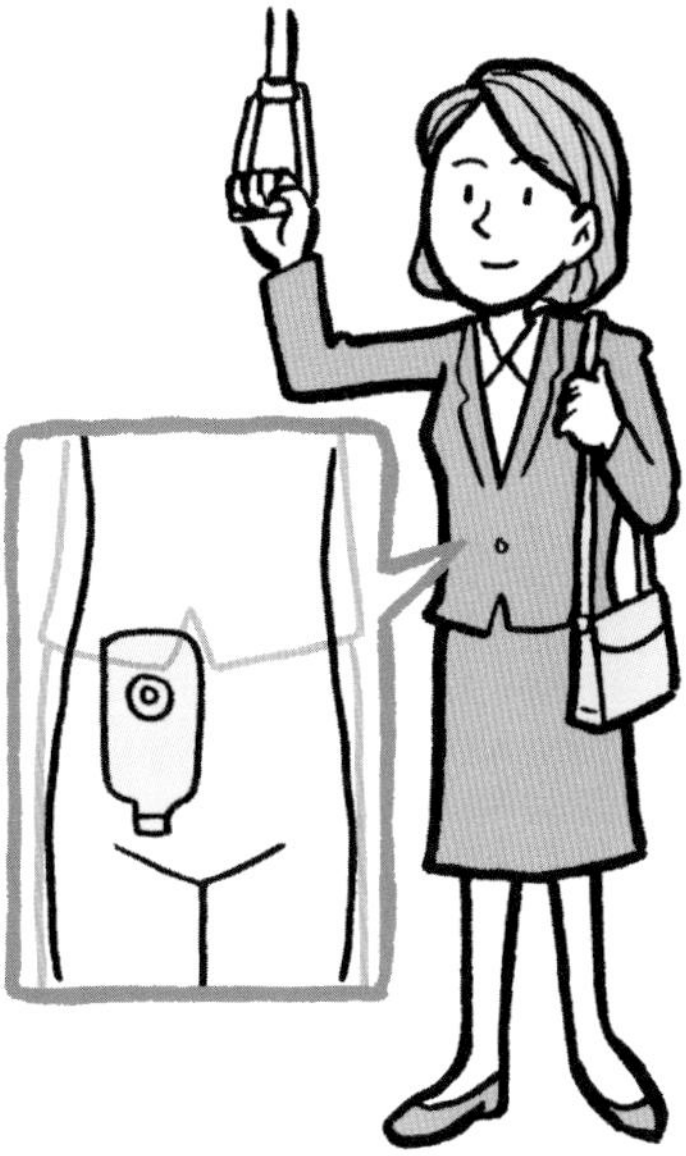

単品系装具（ワンピースタイプ）

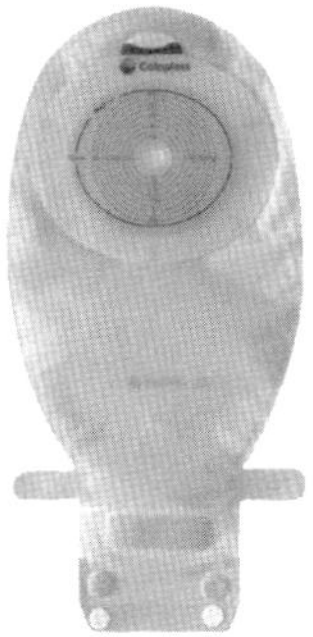

2品系装具（セパレートタイプ）

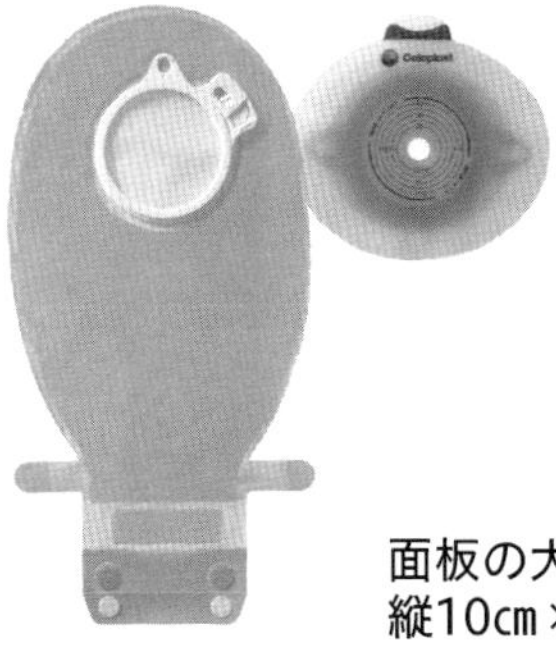

面板の大きさは
縦10cm×横10cm

面板の形状

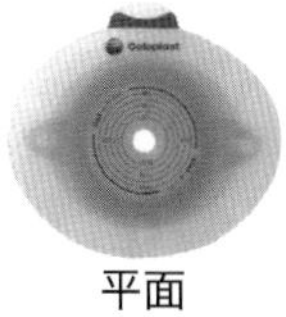

平面
（平らな板）

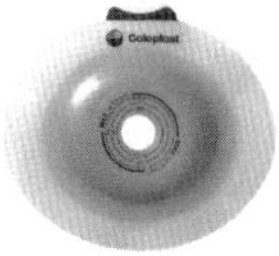

凸面
（凸面の板）

ストーマ装具は、装具を体に固定する「面板」と、排泄物を収納する「ストーマ袋」からできており、面板とストーマ袋が一体になった「単品系装具（ワンピース）」と、別々に分かれた「二品系装具（ツーピース）」の2種類があります。単品系を選ぶか二品系を選ぶかは、ストーマの形、ストーマ周囲の皮膚のしわの状態、お腹の形に合わせて検討します。看護師に相談して、自分に合ったストーマ装具を選びましょう。

ストーマ装具は使い捨てですが、数日間使うことができます。一般的には、週2回（3〜4日）の間隔でシャワーや入浴の際に交換します。防水や防臭加工がされているので、においや排泄物が漏れることはありません。装具を交換しない日は装具をつけてそのまま湯船に入ることもできます。

便の出し方

袋の下から便器に捨てます

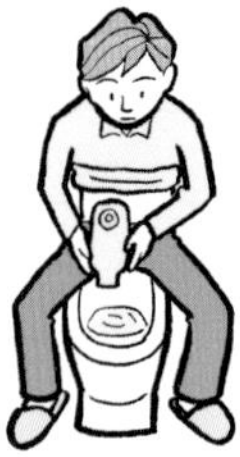

洋式トイレ

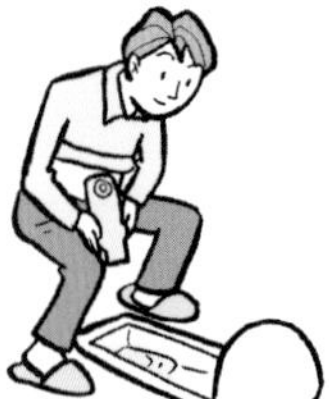

和式トイレ

普段の排便の処理方法は、ストーマ袋に排泄物がたまったらトイレに流して袋を空にします。

「自然」と「洗腸」2つのストーマ排便法

ストーマによる排便の方法には、「自然排便法」と「洗腸排便法」の2つがあります。現在は自然排便法の方が多いです。

●自然排便法

腸管から自然に排出される便をためるもので、基本的な排便法です。自分の意思と関係なく排出されます。袋の重みやふくらみでときどきチェックをして、便がストーマ袋の3分の1以上になったらトイレに排出します。

●洗腸排便法

洗腸用キット（洗腸液袋、チューブ、スタンドなど）や洗腸用装具などの専門の器具が必要です。専門器具を使って、ストーマからぬるま湯を入れて腸を刺激し、浣腸のように強制的に排便させる方法です。洗腸は毎日ある程度決まった時間に行うことで、1日排便なく過ごすことができます。永久的なS状結腸ストーマの人が適応です。約1時間トイレに座った状態で行うので、時間と体力が必要です。洗腸排便法を希望する場合は、医師に相談し、始めるときは、必ず医療者の指導のもと行います。

皮膚トラブルの対処法とスキンケア

ストーマ装具は肌に直接貼るため、かぶれや湿疹など、ストーマ周辺の皮膚に生じるトラブルが少なくありません。皮膚トラブルが起こると装具の装着がむずかしくなるだけでなく、QOLも低下します。

トラブルの主な原因には、汗や排泄物が付着する、周囲の皮膚の衛生状態が悪い、装具交換をするとき無理やりはがして皮膚に負担をかけることなどがあります。皮膚トラブルを招かないために、ストーマ装具のていねいな取り扱いと日常のスキンケアが大事です。

●スキンケアのコツ

ストーマ周辺の皮膚を清潔に保つために、やさしく洗います。洗浄のコツは、ボディソープをよく泡立てることです。ボディソープの泡で汚れを浮かせて包み込み、水やぬるま湯で流すことによって、洗浄効果が高くなります（泡立て不要の洗浄剤もあります）。

水分不足や皮脂の落としすぎで皮膚が乾燥する「ドライスキン」は、かゆみや湿疹の原因になりま

要点check

日常のチェックポイント

ストーマと周辺の皮膚は、装具交換の時に確認を。次のチェックポイントに該当することがある場合は、主治医や看護師に相談してください。

- □ ストーマから出血している
- □ ストーマが、つくったときより異様に飛び出ている
- □ 周辺の皮膚がはれている
- □ 周辺の皮膚に傷や痛みがある
- □ 周辺の皮膚にかゆみや赤みがある
- □ 体重の増減により体型が変わった

す。肌にやさしい刺激がすくないボディソープを選びましょう。自分の肌の状態を確認して、対処しましょう。

日常生活を快適に送るために

ストーマをつくっても、日常生活はもちろん、仕事やスポーツ、海外旅行など、工夫をすることで今まで通り過ごすことができます。

●消化のよい食べ物をバランスよく食べる

ストーマの人の食事制限はありません。暴飲・暴食を避けて、消化のよいものをバランスよく、規則正しく食べるように心がけましょう。ただし、便秘のときは食物繊維を多くとり、下痢のときは避けてください。また、ガスの発生やにおいを抑える食品として、ヨーグルトや乳酸菌飲料がおおすめです。

●入浴や温泉も積極的に

お風呂の水圧より体の内圧が高いので、ストーマ装具をはずして入浴してもストーマにお湯は入りません（S状結腸ストーマの方のみ）。「入浴中にストーマから便が出ないか心配」「人目が気になる」という人は、装具をつけたまま袋を2つに小さくたたんで入浴します。

●運動はお腹に負担をかけないように

体を動かすことに制限はありません。ゴルフ、水泳、スキューバダイビング、ヨガ、バドミントン、卓球などさまざまな運動を楽しめます。ただし、お腹を強くぶつけたり負担がかかったりすると、ストーマの損傷を起こすことがあるので気をつけてください。鉄棒や柔道、腹筋の筋トレや腹ばいで、腹圧がかかる姿勢は控えましょう。

●状況に応じてストーマ装具を選ぶ

旅行や温泉、スポーツ好きの人は、ストーマ袋だけを交換できる二品系を選ぶ、薄着の夏は、厚みがない単品系を選ぶなど、ライフスタイルや状況に応じて、ストーマ装具を使い分けるのもひとつの方法です。

知って おきたい

ストーマ装具の交換方法

1 入浴前に、脱衣所にストーマ装具の準備をする。

2 ストーマ装具をはがすときは、面板と皮膚の間に指を入れて、皮膚をさえるようにしてゆっくり、やさしくはがす。皮膚が弱い人は、剥離剤を使ってはがすとよい。

3 お風呂の洗い場で、ストーマを洗う。ボディーソープをよく泡立て、全身を洗いながら、ストーマ周辺の皮膚も、泡で包むようにしてやさしく洗う。

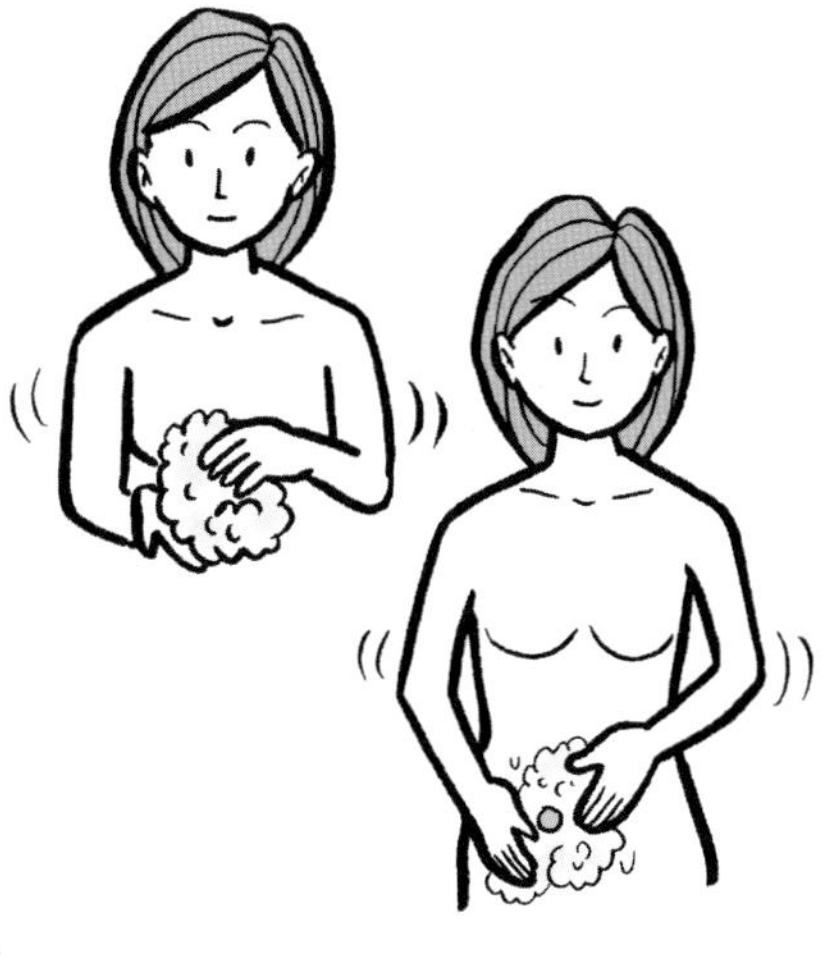

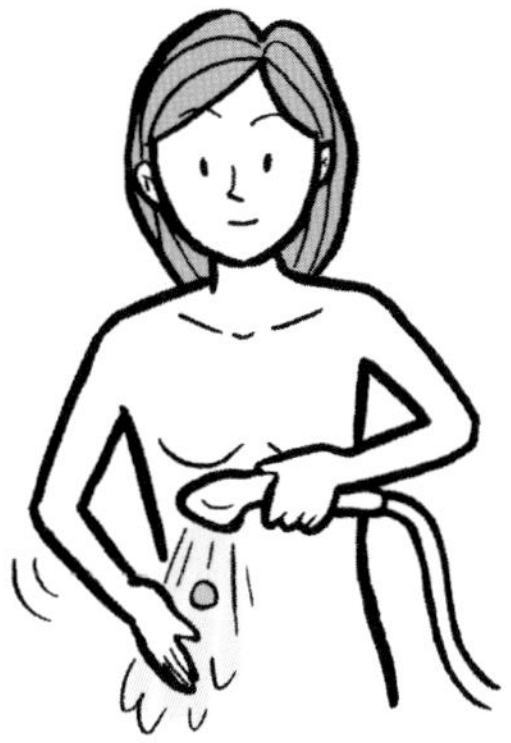

4 シャワーで洗い流す。

5 お風呂からあがったら、タオルや使い捨ての不織布などを使ってふく。そのとき、皮膚をこすらず、上から押さえて水分を吸わせる。腸粘液がついた布でこすると、周囲の皮膚に腸液が付着してかぶれのもとになるので気をつける。

6 入浴前に用意しておいたストーマ装具を、ストーマの上から合わせて貼る。

7 ストーマ装具を貼った上から手のひらを当て、上からしっかりと2分ほど押さえて皮膚になじませる。

8 交換後の処理方法は、ストーマ袋を紙に包み、ゴミ袋などに入れて、自治体が指定する方法で捨てる。

Q ストーマ周辺が赤くて少しはれている

A 装具を交換するとき、無理にはがしていませんか。剥離剤を利用すると、面板をスムーズにはがせます。あるいは、面板に使用されている粘着剤や皮膚保護剤が肌に合わないことがあるので、確認してみましょう。

Q ストーマ周辺に湿疹ができた

A 汗をかきやすければ、よく洗うか、装具を早めに交換するとよいでしょう。かゆみがあって広がるようなら、皮膚カンジダ症などの真菌感染の場合もあるので、早めに受診してください。

Q ストーマ周辺がかぶれてしまった

A 排泄物が漏れると、かぶれることがあります。装具が合っているか確認しましょう。排泄物が漏れたらふきとり、皮膚はきれいに洗浄してください。

Q 風呂上がり、ストーマをドライヤーで乾かしてよいですか?

A ストーマのまわりに水分が残っていると、装具がつきにくくなります。お風呂上がりは、十分に皮膚の水分をふきとらなくてはいけません。とはいえ、ドライヤーは、温風・冷風のどちらも、皮膚が過剰に乾燥してしまい、潤いがなくなる原因に。タオルや使い捨ての不織布ガーゼなどでやさしく押さえふきしましょう。

Q ストーマを消毒したほうがよいのでは?

A 消毒する必要はありません。体用のせっけんやボディソープを使うだけで十分です。逆に、消毒液や殺菌作用のあるものを使うと皮膚の刺激となり、かぶれなどの皮膚トラブルになりやすいので注意してください。

Q どんな服を着ればいい?

A ストーマを強く圧迫したり、こすったりしなければ、いままでどおりの服装で問題ありません。スーツやジーンズ、着物、ストッキング、ガードルなどを着ても大丈夫です。最初はストーマの生活に慣れずにとまどいもあるでしょう。しかし、時間とともに慣れてくる場合が多いです。

知って
おきたい

利用したいサポート制度

ストーマケアの専門外来「ストーマ外来」

医療機関によっては、ストーマケアを専門に扱う「ストーマ外来」を設けているところがあります。ストーマ管理の資格をもつ看護師「皮膚・排泄ケア認定看護師」がいるので、困ったことがあれば病院に連絡して相談しましょう。通院していない病院でも、ストーマ外来の受診は可能です。

ストーマ外来を開設している医療機関は、「日本創傷・オストミー・失禁管理学会」のウェブサイトで検索できます。日本オストミー協会のホームページにも、ストーマ外来検索のリンクが貼られています。

障害者手帳の交付と年金制度

永久ストーマを造設した人は、身体障害者の認定が受けられます。身体障害者手帳が交付されれば、さまざまな社会福祉サービスが受けられ助かります。障害年金を受給できる場合もあります。

ストーマ装具代の給付

身体障害者手帳（内部障害）が交付されると、ストーマ装具やストーマ用品代等の給付を受けられます。給付には基準額があり、多くの自治体では自己負担を1割としています。

MEMO 皮膚・排泄ケア認定看護師とは

ストーマのケアを専門とする「皮膚・排泄ケア認定看護師」の登録者数は、2020年12月現在、2521名です。社団法人日本看護協会により認定を受けた各種認定看護師が全国で活躍しています。特定の看護分野において熟練した看護技術と知識をもち、質の高い看護実践を目指しています。

同じ体験をした人と交流や情報交換を

共感してもらうだけで心のいやしに

本音を吐き出して、聞いてくれる人がいることは、「カタルシス（精神の浄化）」効果があるといわれます。がん患者さんも、「同じ病気を経験した人たちとの出会いが励みになった」「救いになった」と多くの人が語っています。

がんになると、不安や恐怖に襲われ、ときには無力感や絶望感をいだくことがあります。そのような気持ちは、同じがん患者さんにしかわからないものです。そんなときに役立つのが、同じ経験をした人との出会いの場である、患者会や交流会です。

患者会や交流会に参加したいときは

患者会や交流会は、話を聞いてもらうだけでなく、リアルに役立つ情報を得ることもできます。治療法の選択のプロセス、副作用や後遺症など、体験から学んだ「生きた情報」の交換や収集は大変貴重です。

患者会や交流会は、それぞれ目的が違います。情報の交換や収集をしたい、同じ体験をした人と気持ちを分かち合いたい、ともに活動をしていきたいなど、自分の目的に合った会を探してください。みつけたら、ホームページや会報などの資料をみて、実際に参加してみましょう。雰囲気が合わないと感じたら、無理に入会することはありません。その場にいることを心地よいと感じて、ともに語り合い活動していこうと思える会に出会うことが大切です。

同じ体験者同士のグループによるサポートの効果

さまざまな研究や調査から、同じ病気の患者さんを対象としたグループ療法は、次のような効果があるといわれています。

- 希望をもたらし、励みになる
- 孤立感が薄れて人とつながり合える
- カタルシス（精神の浄化）や心のいやしになる
- 自己の存在を肯定できるようになる
- 情報の交換や収集に役立つ
- 人間関係を学習する場になる

MEMO 大腸がんの啓発カラー「ブルーリボン」

「ピンクリボン」が、乳がんの正しい知識の啓発とサバイバーを応援する活動のシンボルとして知られているように、リボンにはさまざまな意味や願いが込められています。大腸がんの啓発カラーはブルーで、そのシンボルとして「ブルーリボン」が使われています。日本では、NPO法人キャンサーネットジャパンを中心に「ブルーリボンキャンペーン」が行われています。これは、科学的根拠に基づく診断方法と、その後の外科的治療やがん薬物療法について知ってもらうことを目的として、自分で治療方法を選択し、納得のうえで治療を受けられる医療環境の実現をめざしています。

患者会・交流会の探し方

知って おきたい

患者会全般の情報検索サイト	日本患者会情報センター
がん患者さんを支援する団体が主催する会合やサポート	認定特定非営利活動法人 がんサポートコミュニティー
闘病記のサイト	TOBYO

知ってる？ オストメイトの会

年代や性別で選んでも

がんなどの病気でストーマ（人工肛門や人工膀胱）をつくることになった人を「オストメイト」といいます。オストメイト同士の情報交換と活動を行う患者さんの会が、「オストメイトの会」です。いくつか紹介します。

●公益社団法人 日本オストミー協会

オストメイトが安心して暮らせる社会をめざす団体です。活動の開始は早く、昭和40年代後半（1970年代）からオストメイトの実態を社会にアピールし、各都道府県に支部を設置して拡大しました。世界各国のオストミー団体が加盟している「国際オストミー協会（IOA）」にも設立当初から加盟しています。

会員は各支部に所属し、活動はボランティアで行われています。同協会のホームページでは、「ストーマとの生活」「全国のストーマ外来一覧（日本創傷・オストミー・失禁管理学会のウェブサイトのストーマ外来リスト）」「オストメイト対応トイレ」が公開されており、ストーマとの生活に役立つサイトや情報も提供しています。

●20／40フォーカスグループ

進学、就職などで社会に出て活躍する、現役世代のオストメイトが直面する課題は多くあります。しかし、同世代のオストメイトが出会う場は限られており、ひとりで悩んでいることが少なくありません。そこで、若い世代のオストメイト同士の交流をはかるために2009年6月に発足しました。

さまざまな悩みや問題をともに考え、ブログやオストミー協会会報などで情報を発信しています。また、年に一度の全国交流会や、地域別の交流会も開催しています。

●ブーケ（若い女性オストメイトの会）

情報交換や交流を通して、「元気の素」を提供することをめざしています。正会員は69歳までで、10～20代はコスモス会員、30～40代がブーケ会員など年代により分けられています。

（情報は2020年12月現在）

コラム

患者さんと家族を支える「がん相談支援センター」

がんにくわしい看護師やソーシャルワーカーが対応

がんの治療や療養生活に関する悩み、将来や再発に対する不安、経済的な問題など、患者さんと家族は、さまざまな課題をかかえます。そうした悩みや相談にこたえる窓口として、全国のがん診療連携拠点病院（以下、がん拠点病院）や地域がん診療病院などに「がん相談支援センター」が設置されています（146ページ参照）。

がん相談支援センターでは、がんに関する情報提供をはじめとして、心のケア、生活支援や社会復帰など、幅広い相談に応じています。患者さん本人だけでなく、家族への支援やがん拠点病院を受診していない地域の住民も利用できるのが特徴です。

相談にあたるのは、がんにくわしい看護師、MSW（メディカルソーシャルワーカー）などで、国が指定した研修を修了した相談員はバッジをつけています。相談は、電話、面談など、さまざまな方法で行っています。利用時間などは各病院で異なるので、事前に問い合わせてください。

身近な病院に問い合わせることから

がん相談支援センターの名称は、「医療相談室」「地域医療連携室」（145ページ参照）などの名称が併記されていることもあります。インターネットで検索できますが、がん情報サービスサポートセンターでは、近くのがん相談支援センターを案内してくれます（146ページ参照）。

がん拠点病院以外でも、患者さんのための相談室を設けているところは数多くあります。がん拠点病院や地域医療連携室とも連携していることもあるので、まずは身近な病院の相談窓口をたずねてみるのもよいでしょう。

コラム

いざというとき頼りたい ソーシャルワーカー

ソーシャルワーカーとは、社会生活で困っていることの相談を受け、専門知識や情報を活用して支援してくれるアドバイザーです。がん相談支援センターには、ソーシャルワーカーが常駐しています。困ったときは、頼ってみませんか。話を聞いてもらい、いっしょに考えてもらうだけでも気持ちが前向きになります。患者さんだけでなく、家族からの相談も受け付けています。

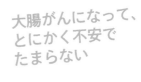

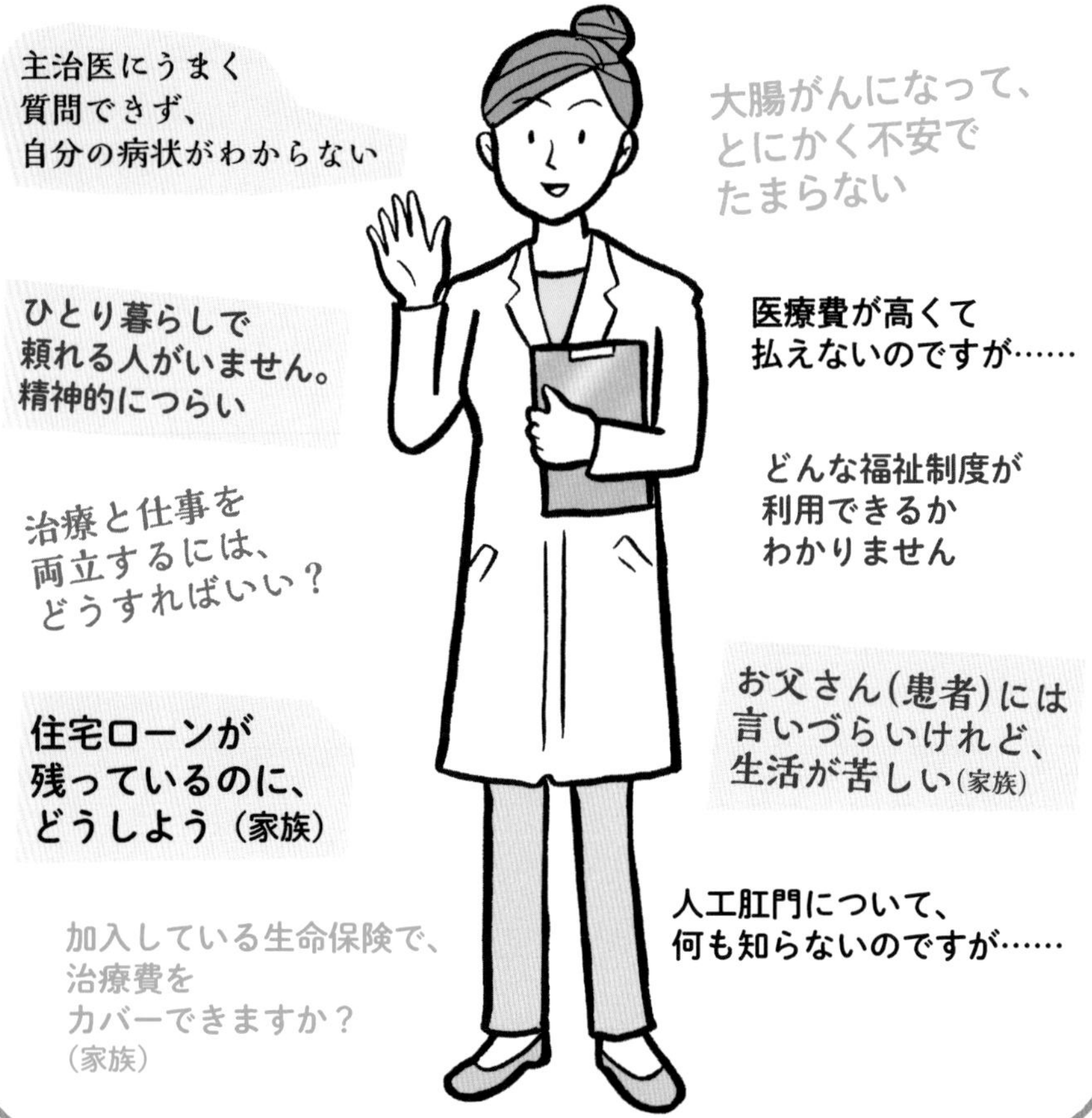

主治医にうまく質問できず、自分の病状がわからない
大腸がんになって、とにかく不安でたまらない
ひとり暮らしで頼れる人がいません。精神的につらい
医療費が高くて払えないのですが……
治療と仕事を両立するには、どうすればいい？
どんな福祉制度が利用できるかわかりません
住宅ローンが残っているのに、どうしよう（家族）
お父さん（患者）には言いづらいけれど、生活が苦しい（家族）
人工肛門について、何も知らないのですが……
加入している生命保険で、治療費をカバーできますか？（家族）

補完代替療法を試したいときは

健康食品やサプリメントも

補完代替療法は、医学的、科学的に証明されてはいないものの、通常行われている治療法の助けになったり、かわりになったりする可能性のあるものです。単に「代替療法」「民間療法」と呼ばれることもあります。「がんによい」「免疫力が上がる」といった健康食品やサプリメントは補完代替療法のひとつです。

がんの患者さんで補完代替療法を利用している人の割合は、5割とも7割ともいわれています。多くの人が利用している理由は、「あらゆる手をつくして何とかがんを治したい」「自分でもできることを何かしたい」という強い気持ちでしょう。

実際に、補完代替療法によって、よい結果が得られたという人もいるかもしれません。

他の治療法を否定するものは注意

その半面、高額な費用がかかったのに思うような効果が得られなかった、早期治療の機会を逃してしまったなどという人がいるのも事実です。補完代替療法を試したいと思ったときは、その療法についてできるだけ中立的な情報を得て、冷静に判断することが求められます。とくに、高額すぎるもの、他の治療法を否定するものは注意してください。

大切なのは、利用するときは必ず主治医に相談することです。補完代替療法の種類によっては、病院の治療と相性のよくないものもあります。最近は、患者さんの気持ちが安定するなら、治療の妨げにならない範囲で補完代替療法を認める医師も増えています。

MEMO 補完代替療法にはこんなものがある

- 健康食品・サプリメント
（アガリクス、メシマコブ、プロポリス、サメ軟骨、クロレラ、ビタミンなど）
- 鍼灸
- 気功
- 指圧
- 温泉
- 自然食品
- 玄米菜食など各種食事療法
- リフレクソロジー
- 足ツボマッサージ

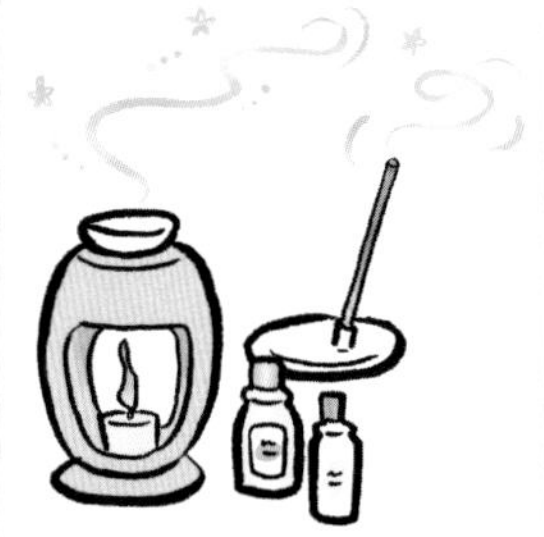

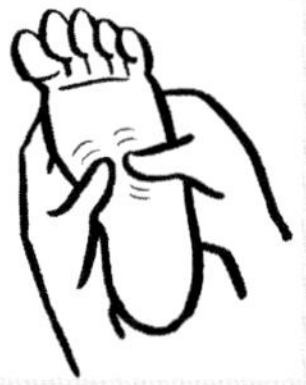

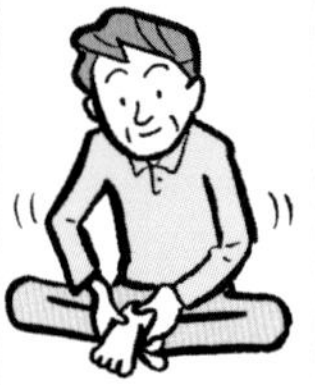

- カイロプラクティック
- 中医学
- 漢方
- アーユルベーダ
- アロマセラピー
- 音楽療法
- 精神療法
- カウンセリング
- リラクセーション
- 瞑想　など

Dr's アドバイス

● 補完代替療法の情報源

国立がん研究センター
「がん情報サービス」
https://ganjoho.jp/

国立健康・栄養研究所
https://www.nih.go.jp/eiken/

● こんな補完代替療法には注意しよう！

「絶対治る」とうたっている

高額すぎる

他の人を紹介することで特典がある

一般的な現代西洋医学や、
他の補完代替療法を否定している

第5章

がんの医療制度と気になるお金のこと

がんの医療制度は、地域全体で患者さんとその家族を支えるしくみが整っています。患者さんの医療費を軽くする制度など、さまざまなサポート体制について紹介します。じょうずに活用して、よりよい治療につながるよう役立ててください。

がん診療連携拠点病院を知っていますか？

複数の病院、診療所がひとりの患者さんを支える

以前は、がんが発見された病院で治療を受け、退院後の定期検査も、再発したときの治療も1カ所ですべてが行われていました。ところが、がん医療の進歩に伴い、手術は最新設備の整った大きな病院で受け、術後の治療は、近所のかかりつけ医などで受けるというしくみが整ってきました。このように、地域の病院、診療所が協力し合い、役割分担することで高いレベルのがん医療を提供するしくみを、がんの「地域医療連携」といいます。

がんの地域医療連携は、145ページの図のように、「がん診療連携拠点病院」（以下、がん拠点病院）を中心に、地域の病院や診療所がネットワークを組んで患者さんと家族を支えるしくみです。

がん拠点病院は、手術療法、放射線療法、薬物療法などの専門的ながん医療の提供、初期段階からの緩和ケアの実施、がん患者さんや家族への相談支援と情報提供などを行います。

クリティカルパスで治療方針を共有

地域医療連携に欠かせないのが、「地域連携クリティカルパス」です。クリティカルパスとは治療計画表のことで、クリニカルパスともいいます。患者さんは、治療をしたA病院から、定期検査を受けるB病院に紹介されるとき、クリティカルパスとともに、病状や治療内容、治療方針などが記された「診療情報提供書」を持参します。クリティカルパスと診療情報を、A病院とB病院、患者さんが共有することで、同じ治療方針、同じ医療レベルで診療が受けられるのです。

がん拠点病院には、地域医療連携のセンターと

なる「地域医療連携室」が設置されています。病院によっては、地域医療連携室を通じて、連携先の

病院や診療所にクリティカルパスや診療情報提供書を渡すこともあります。

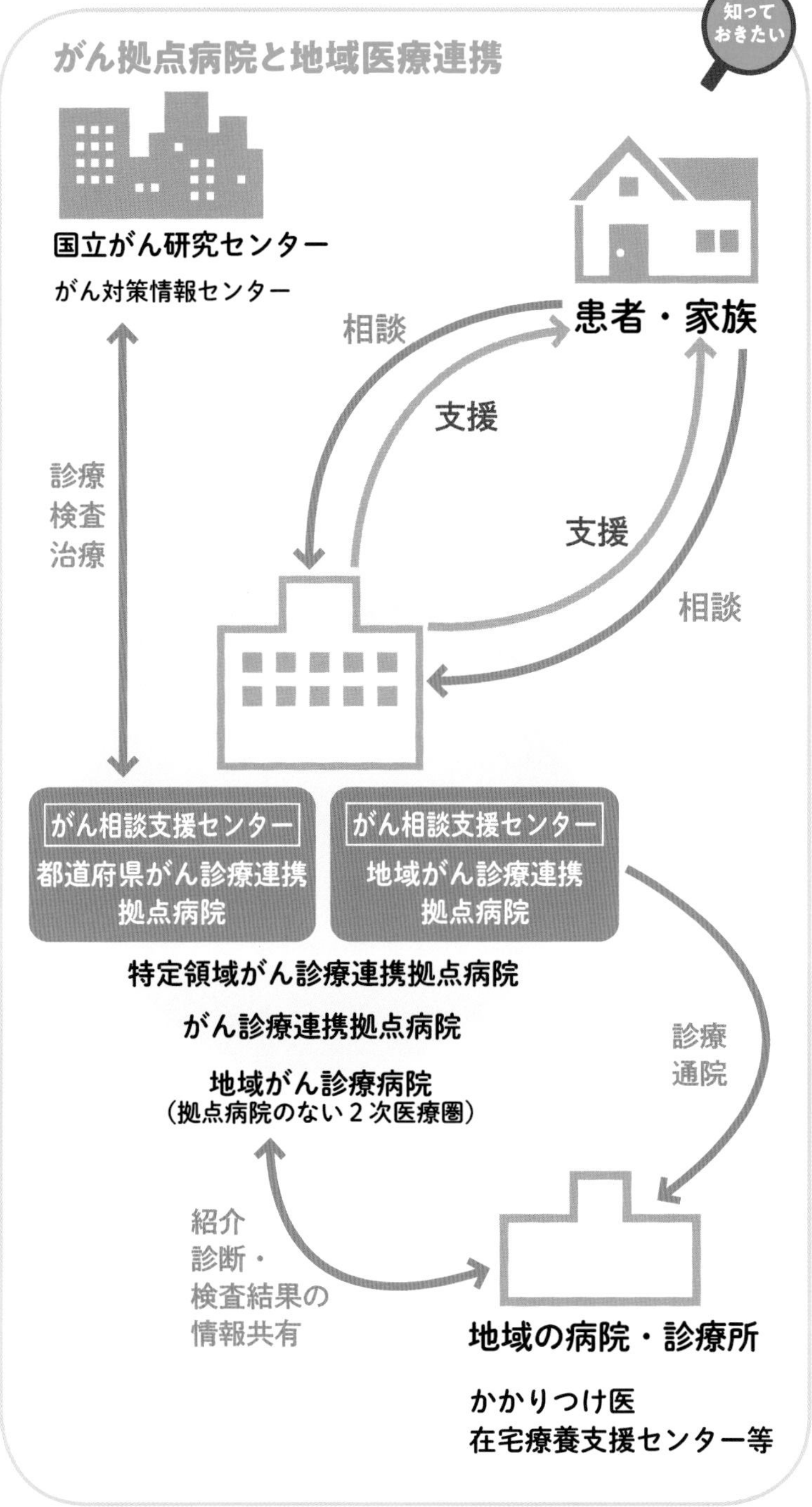

MEMO がん診療連携拠点病院の充実

全国どこでも質の高いがん医療を提供できるように、「がん診療連携拠点病院」があります。これまでは「都道府県がん診療連携拠点病院」と「地域がん診療連携拠点病院」がありましたが、2014年度から、特定のがんに診療実績があり都道府県で拠点的役割を果たす「特定領域がん診療連携拠点病院」、拠点病院のない２次医療圏で基本的にがんの診療を行う「地域がん診療病院」が新設されました。全国にがん診療連携拠点病院は402施設、地域がん診療病院は45施設が指定されています（2020年４月現在）。

MEMO

がん診療連携拠点病院の探し方のポイント

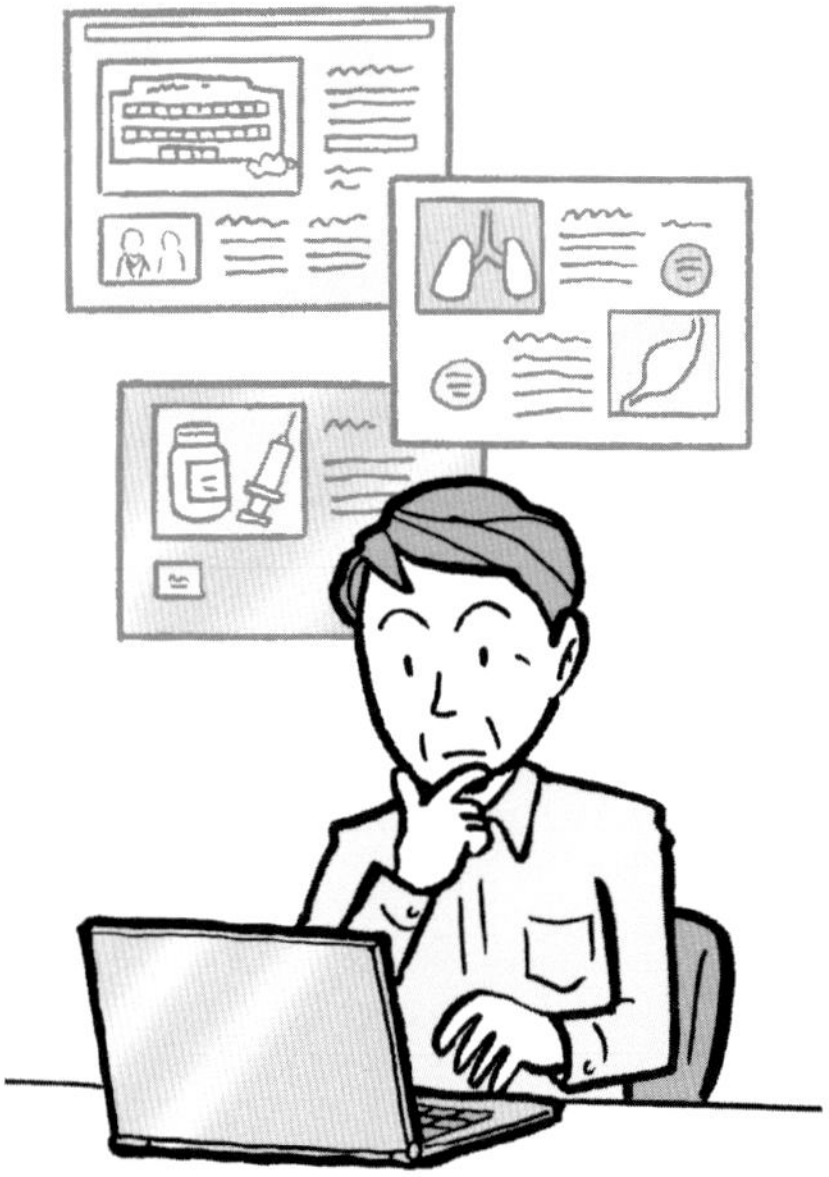

各都道府県や地域ごとにがん診療連携拠点病院があるので、近くの地域や居住地から探すことができます。

がんの種類や治療、施設の面から選択したい人は、「がん情報サービス」（国立がん研究センターがん対策情報センターが発信するがんの情報サイト）が便利です。「がんの種類から探す」「対応状況から探す」「専門医療職から探す」「病院名から探す」というさまざまな方法からがん診療連携拠点病院を探すことができます。なお、がん情報サービスサポートセンターでは、がんに対する心配ごとや知りたい情報を電話で相談できるだけでなく、近くの「がん相談支援センター」を案内してくれます（相談は無料、平日10～15時）。

医療費の負担を軽くする高額療養費制度

一定額を超えると払い戻しされる

ひと月に支払う医療費の自己負担額が高額になったとき、家計の負担を軽くするために、ぜひ利用したいのが「高額療養費制度」です。これは、公的医療保険に加入していれば、医療機関や薬局の窓口で支払った額のうち、ひと月で一定額（自己負担限度額）を超えた金額は支払わなくてもよい制度です。同一の医療機関などでの自己負担では上限額を超えないときでも、同じ月の複数の医療機関などの自己負担（70歳未満は2万1000円以上）を合算して、上限額を超えれば支給が受けられます。70歳以上は、外来だけの上限額も設けられています。また、次のような条件があります。

・保険が適用されない医療費（差額ベッド代、入院時の食費負担など）は対象にならない。
・同じ世帯の他の人（同じ医療保険に加入している人に限る）の受診について、それぞれ支払った自己負担額をひと月単位で世帯合算できる（70歳未満の人は2万1000円以上の自己負担のみ）。

ただし、自己負担限度額は、年齢や所得によって異なります（149ページ参照）。70歳未満の場合、所得区分が細分化され、自己負担限度額が細かく設定されています。また、同一世帯で1年間（直近12カ月）にすでに3回以上、高額療養費が支給された場合、4回目以降の自己負担限度額はさらに引き下げられます（多数回該当）。

手続きは自分で。支給まで3カ月かかる

高額療養費制度を利用するためには、原則として、加入している公的医療保険の窓口での各種申請の手続きが必要です。通常は、医療機関で自己

負担額を支払い、あとで払い戻しの申請をして自己負担限度額を超えた金額の払い戻し（支給）を受けます。

　会社で手続きをしてくれる場合や自動的に申請書を送付してくれる保険団体もありますが、支給漏れもあるのでよく確認してください。支給には、申請してから約3カ月かかります。

　その他、「高額療養費の現物給付化」という制度もあります。高額療養費はいったん多額の医療費をたてかえ、あとから払い戻しになるしくみですが、医療機関の窓口での支払いを、自己負担限度額までにとどめることができます。

　この制度を利用するには、事前に各保険の申請窓口に「限度額適用認定申請書」を提出し、「限度額適用認定証」の交付を受けます。窓口は、全国健康保険協会管掌健康保険は全国健康保険協会の各都道府県支部、国民健康保険は市区町村の国民健康保険課、組合健康保険は各健康保険組合です。医療機関の窓口に、認定証と被保険者証を提出すれば、支払いは自己負担限度額内になります。

　なお、70歳以上の人は認定証がなくても、自動的に窓口での支払いが負担の上限額にとどめられます。

知って
おきたい

確定申告で医療費控除を

　高額療養費制度と並行して、ぜひ利用したいのが「医療費控除」です。高額な医療費を支払ったときに、税務署に確定申告をすると、いったん支払った税金が戻ってくる制度です。

　その年の1月1日〜12月31日までに支払った医療費（保険による補塡金や高額療養費制度による給付金を差し引いた金額）が10万円（所得が200万円未満なら、所得の5％）を超える場合、超えた金額が所得から差し引かれます。それにより、税金が少なくなったり、いったん納めた税金の一部が戻ってきたりします。生計をともにしている家族の医療費も、合算できます。

CLOSE-UP

高額療養費の自己負担限度額（月額）

● 70歳未満

所得区分	自己負担限度額	多数回該当
年収約1,160万円~の人 健保：標準報酬月額83万円以上の人 国保：年間所得901万円超の人	252,600円+ （総医療費－842,000円） ×１％	140,100円
年収約770~約1,160万円の人 健保：標準報酬月額53万円以上 79万円未満の人 国保：年間所得600万円超 901万円以下の人	167,400円＋ （総医療費－558,000円） ×１％	93,000円
年収約370~約770万円の人 健保：標準報酬月額28万円以上 50万円未満の人 国保：年間所得210万円超 600万円以下の人	80,100円＋ （総医療費－267,000円） ×１％	44,400円
～年収約370万円の人 健保：標準報酬月額26万円未満の人 国保：年間所得210万円以下の人	57,600円	44,400円
住民税非課税の人	35,400円	24,600円

● 70歳以上

所得区分		自己負担限度額	
		外来（個人ごと）	
① 現役並み所得者 年収1,160万円～ 年収約770万円～約1,160万円 年収約370万円～約770万円		252,600円＋（医療費－842,000）×1% 167,400円＋（医療費－558,000）×1% 80,100円＋（医療費－267,000）×1%	
② 一般 （①および③以外の人）		18,000円	57,600円 ［多数該当：44,400円］
③ 低所得者	Ⅱ（＊1）	8,000円	24,600円
	Ⅰ（＊2）		15,000円

＊1　被保険者が市区町村民税の非課税者である

＊2　被保険者とその扶養家族すべての方の収入から必要経費・控除額を除いた後の所得がない場合

65歳未満でも利用できる「介護保険制度」

介護保険は、65歳以上で介護が必要な人が対象です。しかし、40〜64歳でも脳血管疾患や初老期の認知症など老化が関係する病気になった人や、医師が「治癒が困難・不可能」と診断した人も利用できます。介護保険を利用するには、151ページ上図のような手順で「要介護認定」を受ける必要があります。

介護認定されれば、原則1割負担で介護サービスを受けられます。利用できる介護サービスには、訪問や通所で受ける「居宅サービス」、介護施設などに入所して受ける「施設サービス」があります。

がん患者さんの場合、「居宅サービス」を利用すると便利です。訪問介護・看護、訪問入浴介護、訪問リハビリテーションなどの「訪問サービス」があります。また、日帰りで施設を利用するデイサービスや、一時的に短期間入所して利用するショートステイも充実。車いすや電動介護ベッドなどの福祉用具の貸与や、購入費の支給などの環境整備のためのサービスも利用できます。

ただし、要介護度に応じて、利用できるサービスの内容や量の上限は決められています。上限を超えた場合は自己負担となりますが、「高額介護合算療養費制度」を利用すれば、自己負担限度額を超えた金額は払い戻されます。

MEMO

医療費と介護費を合算する「高額介護合算療養費制度」

同一世帯内に介護保険を利用している人がいて、1年間にかかった医療保険と介護保険の自己負担額の合計金額が高額になった場合、基準額を超えた金額が支給される制度です。詳細は、市区町村の役所または公的医療保険の窓口に問い合わせましょう。

知っておきたい

要介護認定から介護保険の利用までの流れ

●申請 …… 本人または家族が、市区町村の介護保険窓口あるいは地域包括支援センターに要介護認定を申請する

↓

●訪問調査 …… 市区町村の認定調査員が自宅を訪問して本人の状態を調査する

↓

●審査・認定 …… 訪問調査に基づいたコンピュータ判定の結果や主治医の意見書をもとに、市区町村の介護認定審査会が審査。要介護度が判定される。要介護度は「要支援1・2、要介護1～5」のいずれかに判定される

↓

ケアプランを作成し、サービス事業者と契約して介護サービスを利用する

高額介護合算療養費制度

● 70歳未満の自己負担上限額

所有区分	自己負担限度額
年収約1,160万円以上 （課税所得690万円以上）	212万円
年収約770万円 ～ 約1,160万円 （課税所得380万円以上690万円未満）	141万円
年収約370万円 ～ 約770万円 （課税所得145万円以上380万円未満）	67万円
年収約156万円 ～ 約370万円 （課税所得145万円未満）	60万円
住民税非課税世帯	34万円

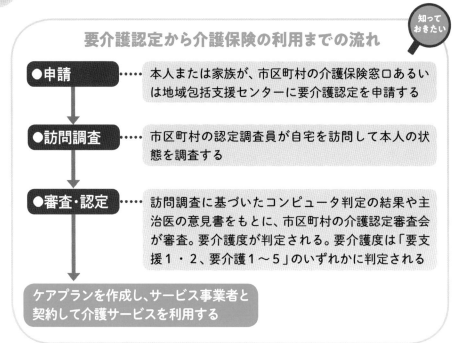

タイプ別 活用したいサポート制度

生活が苦しくなったら「生活保護制度」

最低限度の生活を維持できないほど生活費に困っている世帯を対象に、不足分を補足する制度です。生活保護は、収入が規定された最低生活費より少なければ、生活扶助、医療扶助、介護扶助、教育扶助など8種類の扶助が受けられ、足りない費用の支給や医療サービスなどの負担が免除されます。

「生活保護を受けるのは恥ずかしい」などと思わず、困っているなら申請をしてみましょう。

ただし、近年、生活に困窮する人が増えて申請件数が急増し、簡単に申請が通らない場合もあります。病状や復帰の見通しなどについての主治医の見解を添えると、対応がスムーズかもしれません。問い合わせ窓口は、市区町村の福祉事務所です。

生活を維持する資金に困ったら「生活福祉資金貸付制度」

総合支援資金、福祉資金、教育支援資金、不動産担保型生活資金の4種類を貸し付けて、経済的に生活を支えます。必要な資金を他から借りるのが困難な低所得者世帯、身体障害者手帳などの交付を受けた人がいる障害者世帯、65歳以上の高齢者がいる高齢者世帯が対象です。

借入申込みは、原則として連帯保証人が必要ですが、連帯保証人がいなくても可能です。貸付金の利子は、連帯保証人を立てる場合は無利子、連帯保証人を立てない場合は年1・5%です。問い合わせ窓口は、居住地の市区町村社会福祉協議会または都道府県社会福祉協議会です。

がんの手術で障害が残ったら「身体障害者手帳」

がんの治療により、身体者障害法で定められた障害（視覚・聴覚障害、心臓機能障害、ぼうこう直腸機能障害、小腸機能障害など）が残った人は、その程度が1〜6級の等級であれば、助成を受けるための「身体障害者手帳」が交付されます。

手帳が交付されると、さまざまな福祉サービスが受けられます。受けられるサービスは、等級や年齢、市区町村によっても多少異なりますが、医療費の助成や税金の減免、公共交通機関の運賃の割引などがあります。大腸がんで人工肛門をつくった場合は、ストーマ装具代が給付されます。

手続きには、申請書とともに都道府県知事が指定した医師（指定医）の「身体障害者診断書・意見書」の提出が必要です。申請後は、都道府県で審査のうえ、手帳が交付されます。

公的年金を前倒しで受給「障害年金」

年金加入中に病気やけがをして障害が残り、日常生活や仕事に支障が出たときに支給されます。病気の中には、「難病やがんにかかっている」ことも要件に入っています。

受給するためには、次の4条件があります。

①初診日時点で年金に加入していること

②保険料を一定期間払っていること（保険料納付済期間〈免除期間を含む〉が加入期間の3分の2以上必要です）

③障害の等級に該当する程度の状態であること

④65歳未満で初診日のある月の前々月までの1年間に、保険料の未納がないこと

障害年金には「障害厚生年金（1・2・3級）」と「障害基礎年金（国民年金、1・2級）」があり、それぞれ年金額が異なります。支給対象にならない軽度の場合、一時的な支援金の制度があります。

要点check

主な公的支援制度

	公的支援制度	内容	申請窓口
医療費の負担が軽くなる	高額療養費制度	１カ月の医療費が高額になったとき、一定額を超える金額が払い戻される	加入する公的医療保険
	医療費控除	１年間に支払った医療費が10万円を超えたら、所得税が軽減される	税務署
生活をサポート	傷病手当金	会社員などが病気のために仕事を４日以上休んで給料をもらえないとき、生活を支援する	加入する公的医療保険
	任意継続被保険者制度	退職しても、しばらくは健康保険加入者の資格を継続できる	社会保険事務所、保険組合
経済的支援	生活保護	病気などで生活が困窮した場合、医療費や生活費などの経済的援助をする	市区町村の福祉窓口、福祉事務所
	生活福祉資金貸付	低所得者や高齢者などに、生活福祉資金を貸し付ける	市区町村の社会福祉協議会
介護が必要なとき	介護保険	65歳以上の高齢者と、40歳以上で特定疾病の被保険者が介護サービスを受けられる	市区町村の担当窓口、地域包括支援センター
	高額医療・高額介護合算療養費制度	医療費と介護費の合算が一定額を超えたとき、超えた分が払い戻しされる	市区町村の担当窓口
障害が残ったとき	障害者手帳	障害の程度によって、税金の減免・控除や公的サポートが受けられる。ストーマ装具の購入なども補助	市区町村の担当窓口、福祉事務所
	障害年金	65歳未満の年金加入者が、障害を負った場合に支給される	加入する年金窓口

コラム

民間保険をかしこく活用する方法

契約している民間保険を今すぐ確認

病気やけがに備えて、生命保険や医療保険に加入している人は多いはずです。「加入しているものの、契約内容をよく知らない」という人は、あらためて保障内容を確認してください。保険期間に入っているか、がんが保障の対象になっているか、入院日数などの規定はどうなっているかなど、保険証書に記載されています。「よくわからない」という人は、加入している保険の担当者に連絡してみましょう。

保険の給付金は、自分から請求しなければ受け取ることができません。「給付金が受けられるのに見逃した」とならないようにしたいものです。

●給付の手続き

❶保険会社に連絡する

↓

❷請求書類を提出する

保険会社から手続きのための必要書類が届くので、必要事項を記入します。保険会社所定の入院・手術等診断書（証明書）などの必要書類を添えて提出します。

↓

❸給付金を受け取る

給付金は、保険会社の所定の日数以内に、指定の金融機関の口座に振り込まれます。受け取り内容と金額の明細書が送付されるので確認を。

請求もれのケース

保険の契約内容を確認して、請求もれがないようにしましょう。

①複数の特約がある場合

ひとつの契約にいくつかの特約を付加している場合、たとえば「がん入院特約」と「疾病入院特約」を付加してがん治療で入院したとき、両方の特約から給付金が受け取れる可能性があります。

②入院・手術・通院をした場合

退院直後に入院、手術等の給付金を請求し、その後に通院した場合、「通院特約」を付加していれば通院給付金を受け取れることがあります。

③入院中に死亡してしまったとき

入院して手術をしたけれど死亡した場合、死亡保険金と入院給付金、手術給付金を受け取れることがあります。

見積もっておきたい治療にはいくらかかる？

治療費だけじゃない。交通費など細かい出費が

大腸がんの治療費について、あらかじめおおまかな金額がわかっていれば、必要な備えができ、心の準備もしやすいものです。

治療費は、大腸がんの進行度や、どのような治療を受けるかで大きく違います。がんの治療費の内訳は、初診料、指導管理料、注射料、検査料、処置料、画像診断料、投薬料などがあります。入院する場合、入院費のうち健康保険の対象となるのは治療費および入院基本料です。入院基本料には、医師の診察料や看護料が含まれます。

保険が適用されない費用の代表的なものが差額ベッド代なので、個室にすると負担が増えます。パジャマや下着、入院生活に必要な日用品ほか、入退院時の交通費など、こまごました出費もかさみます。退院後の車いすや医療用ベッドが必要な場合は、レンタルや購入する費用も見積もっておきましょう。

患者さんだけでなく、サポートする家族の出費も軽視できません。見舞いに訪れる際の交通費、遠方なら滞在費、外食費などの予算立てをする必要もあります。

60代と70代では負担が違う

保険が適用される医療に関しては、かかった医療費の3割（70歳以上は1～2割の場合もある）の自己負担で受けられます。

「DPC（診療群分類包括評価）」という新しい診療報酬制度により、同じ病気で同じ検査・治療を受けた場合、日本全国どの医療機関にかかっても支払う医療費は同じです。また、保険適用される

要点check

保険適用の医療費／3割の自己負担

診察・検査にかかわる費用	初診料（2度目から再診料）／指導管理料／検査料／画像診断料
治療、手術・入院にかかわる費用	処置料／注射料／投薬料（がん薬物療法の費用を含む）／放射線治療料／手術・麻酔料

保険が適用されない医療費／全額自己負担

入院・治療に伴う間接的な費用	特別な療養室の利用費（差額ベッド代）／入院時の食事療養費（自己負担は1食360円、高額療養費の対象とならない）／診断書の作成／交通費など
先進医療を受ける場合の費用	保険適用されない最新治療で国が認めたもの。粒子線治療や未承認の薬など

健康保険に加入しているなら検討を

休業したときの生活を保障する「傷病手当金」

健康保険に加入している人が病気やけがで仕事を休んで給与が受けられない場合、生活を保障するために傷病手当金が支給されます。支給額は、1日につき支給開始日以前の1年間の各月の標準報酬月額を平均した額を、30日に日割りした金額の3分の2です。期間は、休業して4日目以降から1年6カ月まで認められます。入院に限らず、通院治療でも支給されます。

手続きには、主治医と事業主（会社）の証明が必要です。詳細は、保険証に記載されている社会保険事務所または保険組合に問い合わせましょう。

退職しても健康保険加入者の資格を継続できる「任意継続被保険者制度」

退職すると健康保険加入者の資格を失いますが、希望すればしばらくは資格を継続できます。仕事を辞めた日の翌日までに、継続して2カ月以上の健康保険加入期間があることが条件ですが、認められれば健康保険の資格を失った日から2年間は資格が継続できます。

仕事を辞めた日から、20日以内の届出が必要です。詳細は、社会保険事務所または保険組合に問い合わせましょう。

医療費の自己負担が高額になったら、「高額療養費制度」も利用できます（147ページ参照）。保険が適用されない医療に関しては、患者さんが全額

負担することになります。それらの費用は、医療費控除（148ページ参照）の対象になることもあります。

DATA

治療別　大腸がんでかかる費用

●内視鏡的治療にかかる費用

		患者の医療費負担	
		3割負担の場合	1割負担の場合
ポリペクトミー 内視鏡的粘膜切除術（EMR） 切除したものの病理診断を含む金額	大きさ2cm未満の場合	約2万円	約7,000円
	大きさ2cm以上の場合	約2万6,000円	約9,000円

●手術にかかる費用

	患者の医療費負担	
	3割負担の場合	1割負担の場合
結腸がんの手術で約2週間入院した場合	30～40万円	約10万円
直腸がんの手術で約2週間入院した場合	40～50万円	

注）あくまで目安であり、入院期間や治療の内容によって金額は異なる。

●がん薬物療法にかかる費用

治療法（レジメン）	薬剤費 1コースあたり	投与スケジュール	薬剤費 全コース 約６カ月間で	患者の医療費負担	
				3割負担の場合 １カ月あたり	1割負担の場合 １カ月あたり
5-FU＋LV療法（RPMI法）	約21.8万円	週1回投与で 6回投与 2週休薬 ×3コース	約87.1万円	約4.5万円	約1.5万円
UFT＋LV療法	約23.7万円	4週投与 1週休薬 ×5コース	約118.3万円	約6万円	約2万円

●転移・再発した場合のがん薬物療法にかかる費用

治療法（レジメン）	薬剤費 1コースあたり	投与スケジュール	患者の医療費負担	
			3割負担の場合 １カ月あたり	1割負担の場合 １カ月あたり
mFOLFOX6療法（5-FU＋LV＋オキサリプラチン）	約17.7万円	2週ごと	約11万円	約3.5万円
CapeOX療法（カペシタビン＋オキサリプラチン）	約19.1万円	3週ごと	約7.6万円	約2.5万円
ベバシズマブ（分子標的薬）	約12.6万円	2週ごと	約7.5万円	約2.5万円

注）がん薬物療法では、身長・体重などによって使用する薬の量が異なり、金額も変わる。ここでは、体表面積 1.5㎡または体重 50kgとして算出。

●放射線療法にかかる費用

	患者の医療費負担	
	3割負担の場合	1割負担の場合
直腸がんに対して、外来通院で25回の体外照射を行った場合	初回　約2万円 2回目以降　1回につき約5,000円 計約15万円	初回　約7,000円 2回目以降　1回につき約2,000円 計約5万円

資料：「大腸がんを生きるガイド」の「治療にかかるお金について」より、監修は杉原健一・石黒めぐみ（東京医科歯科大学）

＜注＞・ここで示した治療費には、検査料、処置料、手術・麻酔料、投薬料、入院料などを含んでいますが、がんと確定診断されるまでの検査料やセカンドオピニオンを利用したときの費用、差額ベッド代などの保険が適用されない医療費は含まれていません。

・高額療養費制度を使うと、自己負担額は変わります（147 ページ参照）。

第6章

再発・転移がわかったら

治療が一段落しても、再発の不安は残ります。とくに大腸がんの再発は自覚症状がほとんどないため、多くは定期検査で発見されます。どのような検査なのか、再発治療はどうするかなど、再発と転移について正しく理解しましょう。

再発・転移のチェックと診断

ステージが進行するほど再発率は高い

治療後に、同じ場所に再度、がんが出現する局所再発や、別の場所にがんが転移してみつかることをあわせて再発といいます。大腸がんの再発は、他の臓器のがんに比べて、あまり多くはありません。大腸がん全体の再発率は約17%、部位別にみると結腸がんの再発率が約14%、直腸がんの再発率が約23・5%です。そのうち約80%は、手術後3年以内、95%以上は5年以内にみつかっています。大腸がんの再発は、3~5年以内に診断されることが多いのです。そのため手術後5年間は、定期的に検査をすることが大切です。

再発率は、ステージによって異なります。がんが粘膜内部にとどまっているステージ0で、がんを完全に切除すれば再発は起こりません。粘膜下層まで浸潤しているステージⅠは約1%、同じステージⅠでも固有筋層まで浸潤したがんは約6%、ステージⅡは約13%、ステージⅢは約30%です。進行度が低いほど再発率は低くなるので、検査と早期発見がとても重要です。

再発発見に重要なサーベイランスとは?

通常は、大腸がんの手術後も定期的に検査を行うように、主治医から説明を受けます。もし再発しても、早期に発見できれば手術で取りきれる可能性が高くなります。この定期検査を「サーベイランス」といいます。サーベイランスの期間、検査法、検査の間隔などは、ステージや再発が起こりやすい時期と臓器を考慮して、標準的なスケジュールが決められています。

大腸がんの再発は、肝臓と肺に起こることが多

知っておきたい

転移

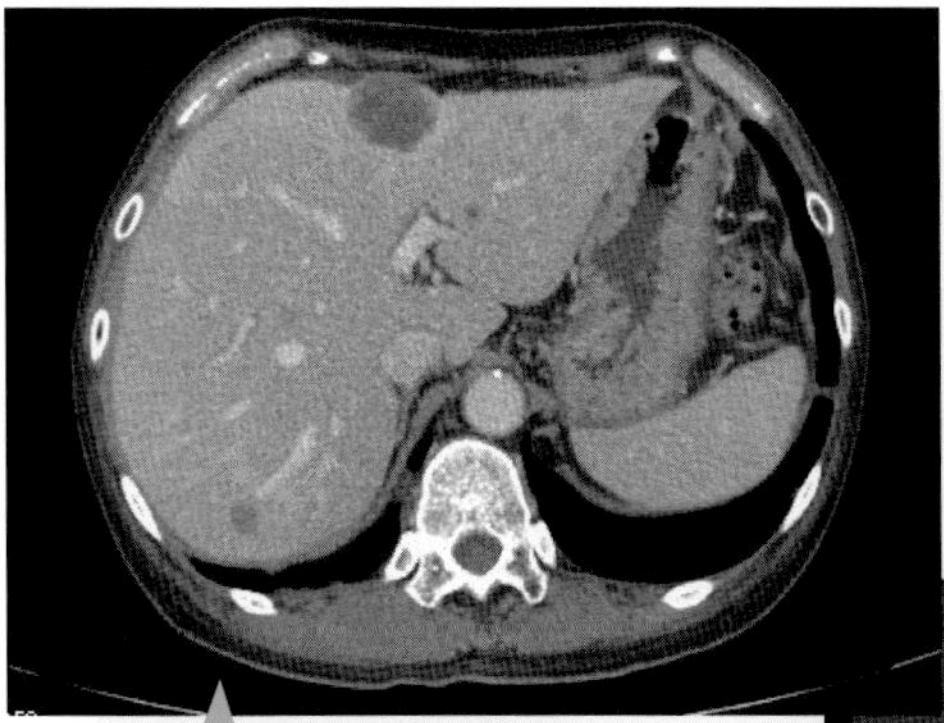
肝臓に転移した
大腸がん
（CTによる画像）

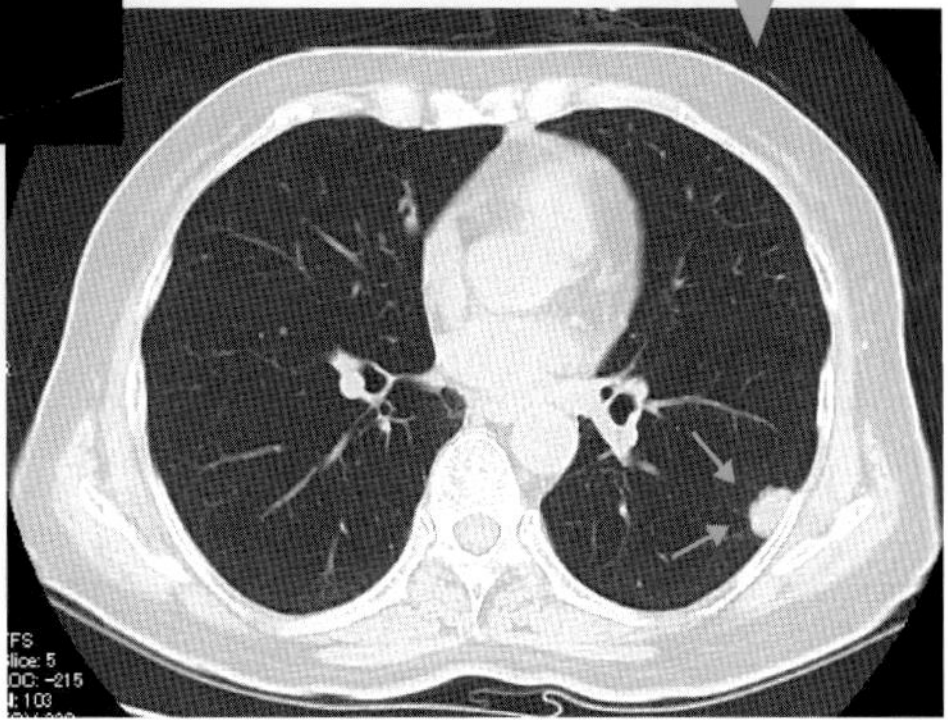
肺に転移した
大腸がん
（CTによる画像）

いため、胸部や腹部の検査が中心になります。直腸がんでは骨盤内の検査も行います。

再発や転移が起こりやすい部位は？

大腸がんの再発や転移が最も起こりやすい部位は、肝臓です。大腸からの血液は肝臓に流れるため、その血液にがん細胞がまざり、肝臓で増殖しやすいのです。肝臓のほか、肺も要注意です。直腸がんの場合、肝臓を経由しないで直腸から直接肺へ達する血流があるため、結腸がんに比べて肺転移が多く起こります。

また直腸がんでは、初発がんがあった場所の周辺（骨盤内）で再発が起こる局所再発も多くみられます。その他、がんを切除して腸管をつなぎ合わせた吻合部《ふんごうぶ》の再発、脳転移や骨転移もみられます。

大腸がんの手術後の定期検査（サーベイランス）

知って
おきたい

問診・診察
3カ月に一度。4年目からは6カ月に一度

直腸指診・触診
直腸がんの場合、局所再発を調べます。6カ月に一度

腫瘍マーカーの測定
血液検査で腫瘍マーカーの血中濃度を調べます。3カ月に一度。4年目からは6カ月に一度

胸部X線検査または胸部CT検査
直腸がんの場合はCT検査を行います。6カ月に一度

腹部超音波検査または腹部CT検査
肝臓の状態を調べます。6カ月に一度

骨盤CTまたはMRI検査
直腸がんの場合に検査します。6カ月に一度

大腸内視鏡検査
術後1年以内に行い、所見があれば翌年も実施、何もなければ1〜2年に一度

「大腸癌治療ガイドライン」では、リンパ節転移のないステージⅠ、ステージⅡ、ステージⅢは術後3年間は3カ月に一度、4〜5年目までは6カ月に一度の検査がすすめられています。

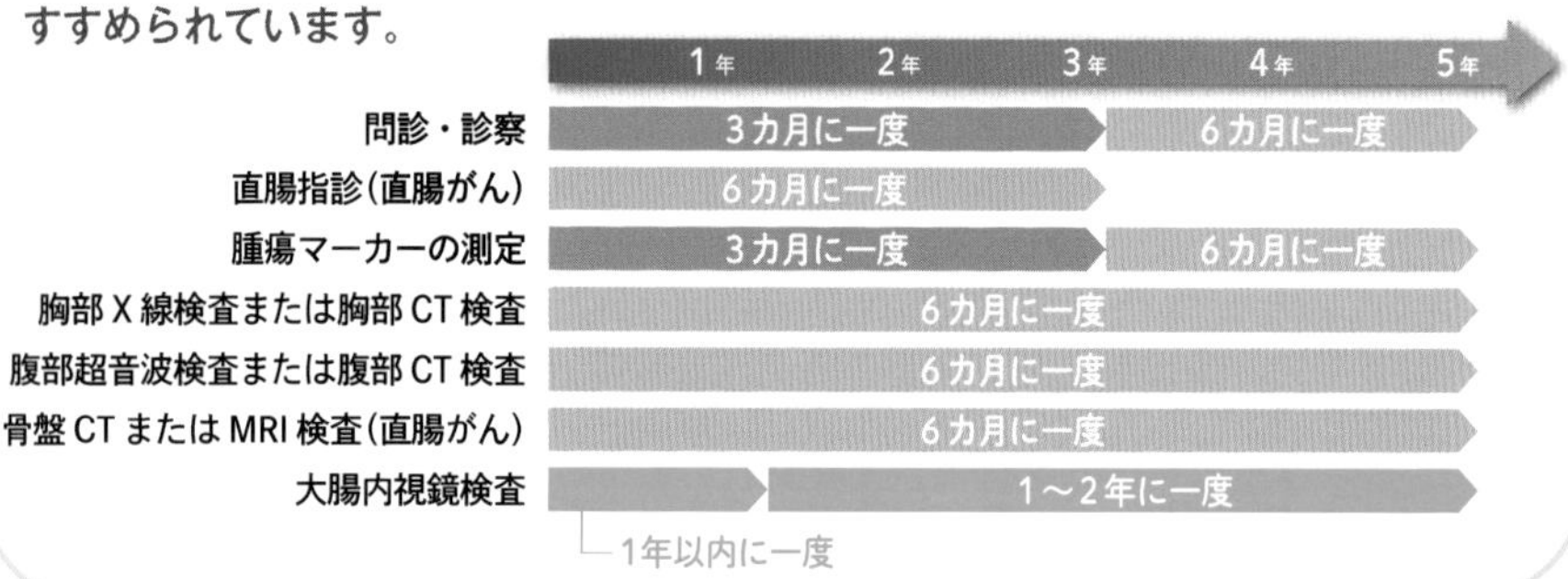

CLOSE-UP

大腸がんの腫瘍マーカー測定

がん細胞があると、体内に特定のたんぱく質や酵素、ホルモンなどが増加します。それらを目印（マーカー）にするために、採血して調べるのが腫瘍マーカー検査です。腫瘍マーカーの血中濃度が上昇しているかどうかで、がん細胞の有無が推測されますが、数値が高いからといって必ずしも再発したとはいいきることはできません。喫煙や他の疾病によっても、数値が高めになることがあります。逆に、がん細胞が体内にあっても数値が上昇しないケースもみられます。

腫瘍マーカーの数値は確定ではなく目安ですが、測定するたびに数値が上昇している、異常に高いといった場合は再発の可能性が高くなります。大腸がんでは、主に消化器系がんの腫瘍マーカーである「CEA」「CA19－9」を測定します。

コラム

転移したら主治医は変わる？

肝臓に転移しても大腸がんの主治医に

再発や転移した場合、主治医はもとの大腸がんの治療を担当してくれた医師になるのが原則です。「肝臓に転移したら、担当医は肝臓の専門医になるのでは」と思われがちですが、実際には大腸がんの主治医が継続します。近年、再発したときには臓器別にチームで対応し、総合的には主治医がみるところが増えてきました。

再発や転移の診断を受けたとき、患者さんは、大きな衝撃とともに不安にかられます。そんなとき、慣れ親しんだ以前の主治医だと安心です。大腸がんは再発しても治る可能性があるので、落ち着いて主治医の話を聞いてください。説明に納得ができない場合は、セカンドオピニオン（98ページ参照）を求めるとよいでしょう。

主治医に確認したいこと

- 再発（転移）がみつかった部位は？
- どの程度、進行しているのか？
- どのような治療法があるのか？
  （選択できる治療法が複数あれば、それぞれについて聞く）
- 主治医がすすめる治療法は？ すすめる理由は？
- 治療の期間や方法は？
  復帰までにどのくらいかかるか？
- 治療の効果、副作用や後遺症などのリスクは？
- 治療をしないとどうなる？

再発・転移したときの治療法

切除が可能なら手術が第一選択

再発・転移した大腸がんの治療は、原則として次のとおりです。

- **再発がひとつの臓器であり、手術での切除が可能なら、手術を第一選択とする**
- **再発・転移が2つ以上の臓器でも、それぞれが取りきれると判断した場合は、手術を行うことがある**
- **再発・転移したがんが完全に取りきれない場合は、がん薬物療法と放射線療法を単独または組み合わせて行う。その後、切除が可能になったら手術を行うこともある**

再発・転移した場合、切除できるようであれば手術が基本です。再発・転移しても切除することによって、生存率が高まります。ただし、患者さんの年齢や体力、体や臓器の状況など、さまざまな条件を考える必要があります。

手術で切除できない場合、がんの増殖を少しでも抑えるために、がん薬物療法と放射線療法を併用した、局所療法や全身化学療法を行います。近年、大腸がんに効果的な分子標的治療薬が登場して、患者さんの生存期間を延ばせるようになりました。

肝臓や肺に再発・転移した場合の治療

大腸がんの再発・転移は、肝臓に最も多くみられ、次に起こりやすいのは肺です。どちらも、前述した治療法が基本となり、切除が可能なときは手術を行います。手術を行う前提として、どの部分に、どの程度の大きさの再発がいくつあるか、再発したがんをすべて取りきれるか、切除して生活に支障がないか、手術に耐えられる体力があるかなどを検討します。

手術が可能と判断されて、がんを完全に切除した場合、肝切除では20〜40％、肺切除では30〜60％が治るといわれています。

●大腸がんの抗がん剤を使う

手術による切除ができないと判断された場合、または肝臓や肺以外にも転移があるときは、複数の抗がん剤や分子標的治療薬による全身療法を行うのが一般的です。

全身療法で用いる抗がん剤は、再発した臓器を原発巣とするがん治療の抗がん剤とは異なります。たとえば、肝臓や肺に再発した場合は肝臓がんのための抗がん剤ではなく、大腸がんの抗がん剤を使います。

●肝臓での再発では「肝動注療法」を行うことも

再発が肝臓にだけみられて、手術による切除が見込めない場合に、肝臓に抗がん剤を直接注入する「肝動注療法」を行うことがあります。これは、肝臓の動脈にカテーテル（管）を挿入し、注入装置を胸やお腹の皮下に埋め込んで、肝臓にだけ抗がん剤を持続的に注入する方法です。肝臓に直接注入するために、少ない抗がん剤で高い効果が期待できます。

しかし現在では、がん薬物療法による治療が進み、全身療法でも高い治療効果が得られるため、頻度は低くなっています。

要点check　手術を検討するときに確認しておきたいこと

- 肝臓や肺などの臓器のどの部分に、どの程度の大きさでいくつ再発があるか
- がん病巣がすべて切除できるか
- 患者さんに、手術に耐えられる体力があるか
- がんを切除して、その後の生活に支障が起きない程度に、臓器の機能を温存できるか

再発した大腸がんの治療方針

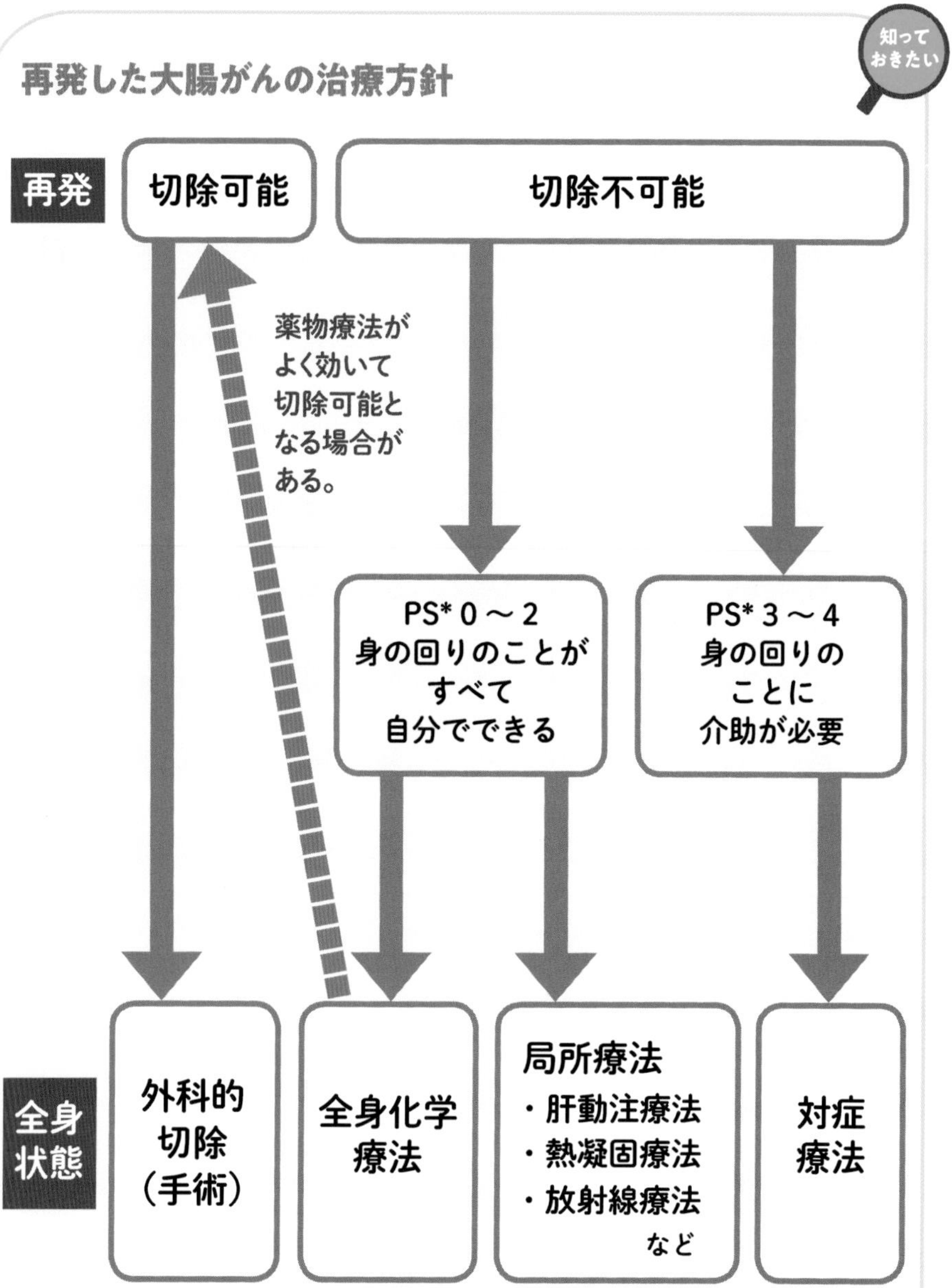

再発巣が手術で取りきれる場合は、外科的切除がすすめられる。再発巣の切除を行わない場合には、全身状態や主な臓器の機能を考慮して薬物療法を行う。

＊ PS：全身状態をあらわす指標

参考：『大腸癌治療ガイドライン医師用 2019 年版』

直腸がんに多い局所再発の治療

大腸がんがあった周辺に再びがんが発生することを、「局所再発」といいます。局所再発はS状結腸がんでも起こりますが、主に直腸がんにみられます。その確率は約10％です。

直腸がんの手術は、複雑でむずかしいといわれます。直腸は骨盤の中にあり、膀胱や子宮、前立腺などの臓器や骨に囲まれ、自律神経とも接しているためです。これらの臓器や神経を温存しようとすると、目には見えないがん細胞が残ってしまうことがあります。がんを切除して残った腸管をつないだ部分（吻合部）や骨盤内に、再発するのです。治療は、浸潤の程度や遠隔転移の有無などによって異なります。

●吻合部に起こる再発

がんが周囲に浸潤して広がっていない場合は、直腸切断手術で切除できます。肛門からの距離があれば、肛門を残すことも可能です。手術で切除できなければ放射線療法が行われます。

●骨盤内の再発

遠隔転移がなければ手術を行いますが、膀胱・前立腺や子宮・膣、骨や神経などもあわせて切除するケースが多くみられます。手術で切除できなければ放射線療法を行います。

その他の部位が再発したときの治療

大腸がんの再発には、局所再発や肝臓・肺への転移のほか、脳転移や骨転移、リンパ節転移、腹膜播種《はしゅ》もみられます。

リンパ節転移は手術による切除が基本ですが、切除がむずかしい場合は全身化学療法を行います。骨転移は多くの場合、骨以外の臓器にも転移しているため、全身化学療法と、転移による痛みを緩和するための放射線療法が行われます。腹膜播種は、腹腔の中に散らばったがんをすべて手術で切除するのはむずかしいため、全身化学療法を行います。

●抗がん剤が届かない脳への転移は放射線療法が中心

脳転移は、手術による切除で重大な神経障害や機能低下を起こさないと判断された場合に、手術をします。手術による切除ができない場合は、脳には抗がん剤が届きにくいため、放射線療法が中心になります。脳転移の放射線療法には、定位放射線照射、局所照射、全脳照射によるものがあり、治療効果が高いといわれる定位放射線照射が多く行われています。

定位放射線照射とは、多方向から放射線を集中して照射し、脳の正常な部分にあたる放射線を最小限に抑える方法です。定位放射線照射療法にはいくつかの種類がありますが、「ガンマナイフ」を用いるのが一般的です。ガンマナイフは、ヘルメット状のガンマ線照射装置で、ピンポイントに病巣を治療します。その効果は高く、治療後3カ月以内に70～80％の人は症状がやわらぐといわれています。

CLOSE-UP

ガンマナイフによる定位放射線照射

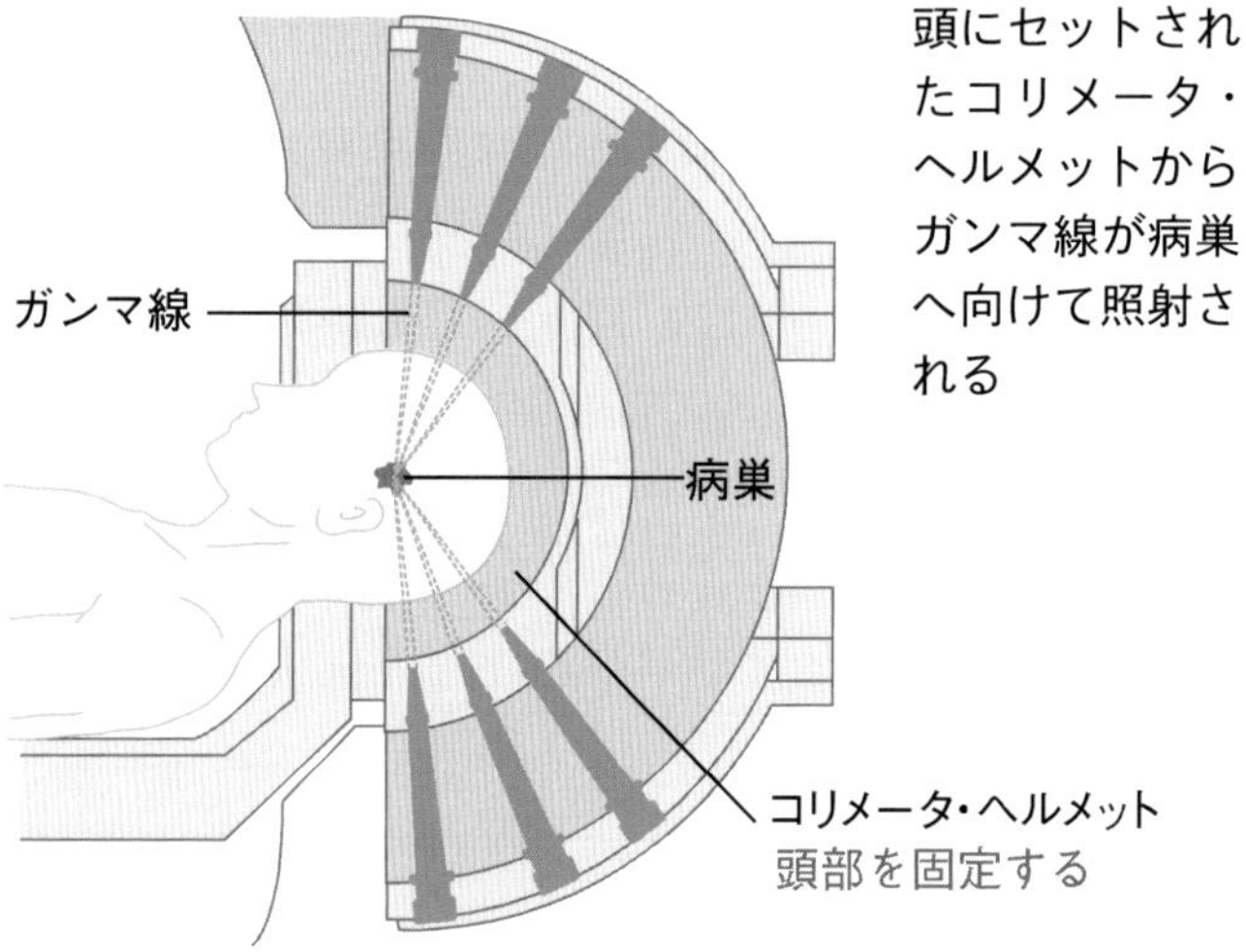

頭にセットされたコリメータ・ヘルメットからガンマ線が病巣へ向けて照射される

がんの痛みは「全人的」な痛み

がんの圧迫、治療、持病など痛みの原因はさまざま

がん患者さんは、次のようなさまざまな要因で痛みを感じることがあります。

●がん自体からの痛み
がんの浸潤や圧迫によるもの。

●がんの治療による痛み
手術後の痛み、がん薬物療法や放射線療法によるもの。

●がんに関連した痛み
リンパ浮腫や筋の攣縮《れんしゅく》（骨転移や骨の変形によって生じる骨格筋の痛み）、消化管の閉塞などによるもの。

●がん以外の疾患による痛み
がんによって免疫力が低下すると帯状疱疹を発症することがあり、痛みが出てきます。また、がんになる以前からの持病による痛みや、関節痛などもあります。

再発・進行がんで6〜7割、早期ならほとんどない

がんによる痛みは、再発・進行がんでは6〜7割、終末期には8割の患者さんが体験するといわれますが、がんになったら必ず痛みが出るというわけではありません。粘膜には神経がないため、大腸がんが粘膜内にとどまる早期の段階では痛みが生じることはほとんどありません。

再発・進行がんでの痛みの多くは、骨や神経に浸潤するなど、がんが周囲や遠位の組織に広がって起こる痛みです。また、寝たきりの状態になったことによる関節痛や床ずれによって起こる痛みもあり、将来の不安など精神的な面も体の痛みを助長します。

全人的な痛みは4つある

がん患者さんが感じる痛みは、がんによる「身体的な痛み」だけではありません。家族との関係、これから先の生活や人生に対する不安や恐怖、いら立ちなどの「精神的な痛み」、仕事や経済的な問題などからくる「社会的な痛み」も感じます。また、「なぜ自分ががんになったのか」「家族と別れて、なぜ死ななければならないのか」といった、自分の存在や生きる意味を模索する痛みもあります。それらは、「スピリチュアルな痛み」といわれています。

緩和ケアでは、これら4つの痛みを「全人的な痛み（トータルペイン）」としてとらえます。主治医だけではなく看護師や薬剤師、精神科医やソーシャルワーカーなどの多種職が連携した緩和ケアチームで、患者さんをトータルにケアする「全人的ケア」が必要とされています。

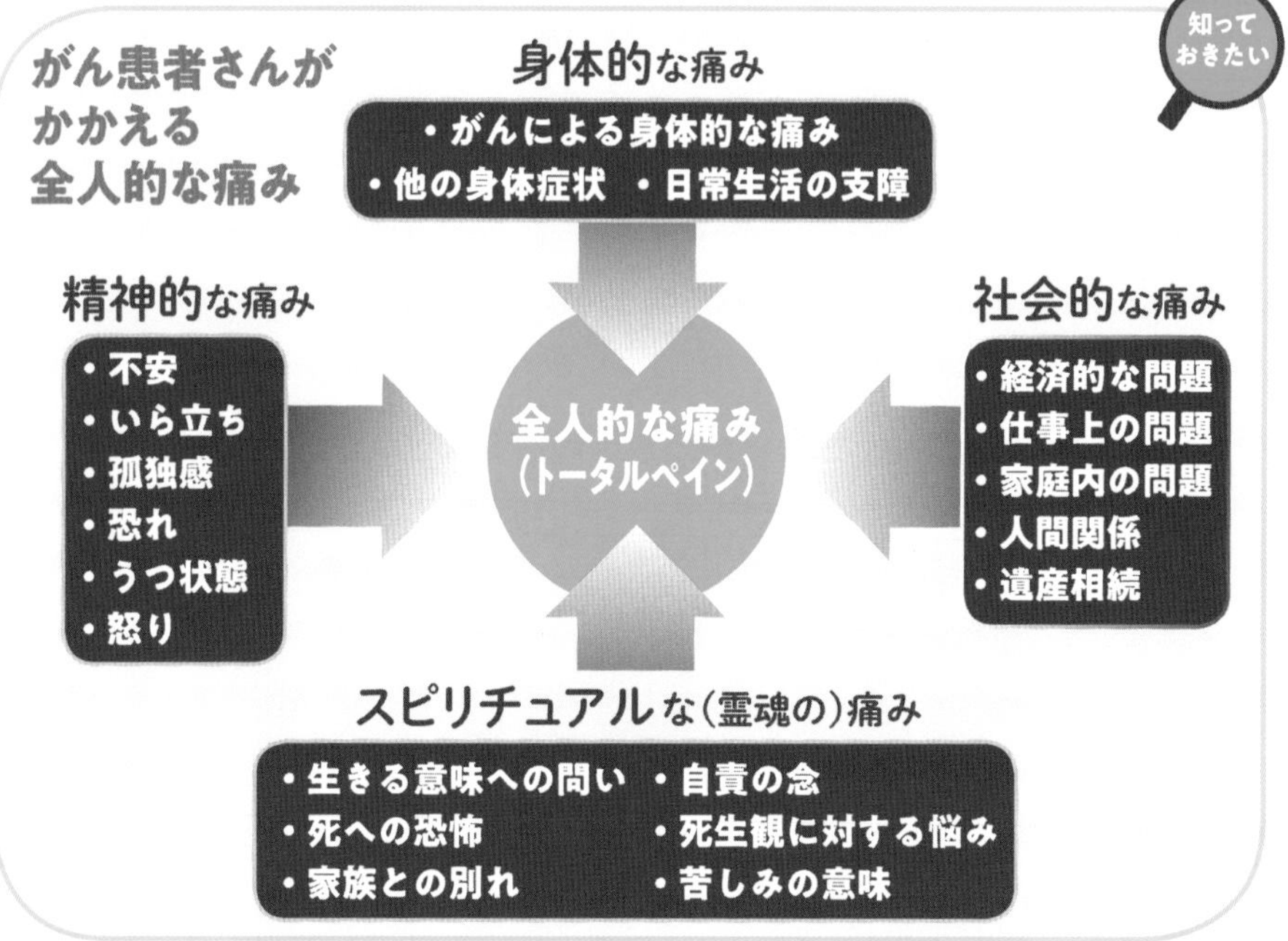

痛みはここまでコントロールできる

痛みを客観的に伝えるには

痛みがわかるのは患者さん本人だけで、検査をしても数値にはあらわれません。「痛い」と訴えるだけでは、まわりの医療者や家族には実感できないのです。そのため、痛みに対処するには、痛みを客観的にあらわして、主治医に伝えることが必要です。

痛みの治療では、痛みをあらわす評価法が取り入れられています。痛みの強さを数値やスケール、顔の表情（フェイスペインスケール）であらわすという方法です（173ページの図参照）。

感じる痛みを、素直に表現してみてください。繰り返し体験していくと、客観的にチェックできるようになり、痛みの変化にも気づきます。

WHOが提唱するがん疼痛治療法

がんの痛みの治療には、WHO（世界保健機関）ががんの痛みからの解放をめざして1986年に提唱した「WHO方式がん疼痛治療法」が使われています。この方式は、痛みを3段階に分けて、痛みの強さによって鎮痛薬を選択し、その鎮痛薬の段階的な使用法を示した「3段階除痛ラダー」（172ページ参照）が基本です。

MEMO

WHO方式がん疼痛治療法の5原則

1. **経口投与を基本とする**
2. **時間を決めて定期的に投与する**
（疼痛時でも、食後でもなく、たとえば8時間ごとなどの投与）
3. **除痛ラダーにそって、痛みの強さに応じた効力の順に鎮痛薬を選択する**
4. **患者に見合った個別的な量を設定する**
5. **患者に合った細かい配慮をする。副作用の対策と説明をする**

知って
おきたい

WHO の3段階除痛ラダー

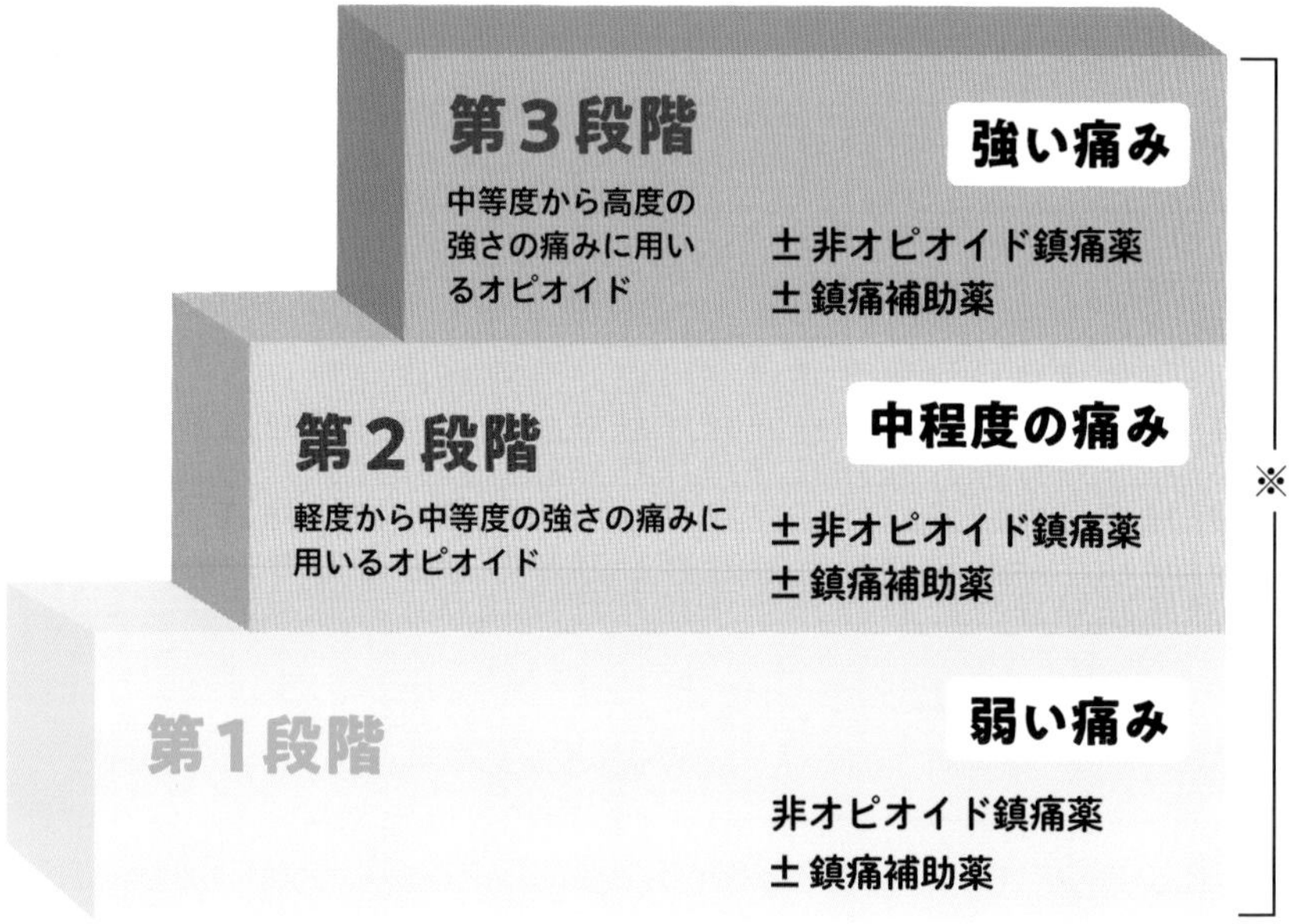

第１段階　軽い痛みの場合、非オピオイド鎮痛薬を使用します。痛みの種類によっては、第１段階から鎮痛補助薬を併用します。

第２段階　非オピオイド鎮痛薬が十分な効果を上げない場合は、軽度から中等度の強さの痛みに用いるオピオイドを追加します。

第３段階　第２段階で痛みの緩和が十分でない場合は、第３段階の薬剤に変え、可能な限り非オピオイド鎮痛薬を併用します。

要点check　痛みのチェックリスト

- [ ] どこに痛みを感じますか
- [ ] いつごろから痛いですか
- [ ] どのような痛みですか
  するどい痛み／刺されるような痛み／電気がはしるような痛み／締めつけられるような痛み／ジンジン・チクチクする痛み／鈍い痛みなど
- [ ] その痛みはどんなときに強くなりますか。逆にどんなときに軽くなりますか
- [ ] 痛みに変化はありますか
- [ ] 痛みによって日常生活で困ることはありますか

痛みのスケール

知っておきたい

① 口頭で伝える

痛みはない	軽い痛み	中程度の痛み	強い痛み	非常に強い痛み	これ以上の痛みは考えられない

② 数字で伝える

0	1	2	3	4	5	6	7	8	9	10
痛みはない										これ以上の痛みは考えられない

③ 顔の表情であらわす

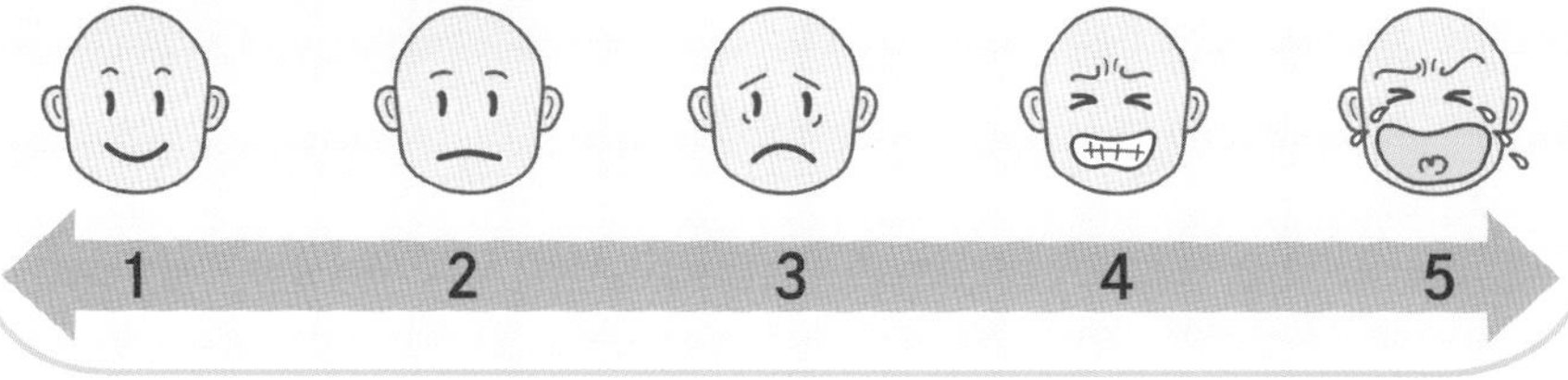

8〜9割は痛みから解放される

ＷＨＯ方式がん疼痛治療法にそって治療を行えば、痛みを取り除くことができます。ＷＨＯの調査によると、がん患者さんの約95％はほぼ完全に痛みを取り除くことができるという結果が出ています。

また、ＷＨＯ方式で除痛できない痛みに対しては、神経ブロック（脊髄を取り囲んでいる外側の硬膜と黄色靭帯との隙間「硬膜外腔」に、局所麻酔薬を注入するなどの鎮痛法）や放射線療法などを行うとされており、さまざまな治療法で痛みを取り除けるようになりました。

痛みがやわらぐと、日々の生活が改善されるだけでなく、生きる意欲もわいてきます。痛みをがまんせず、主治医に伝えて痛みからの解放をめざしましょう。

Dr's アドバイス

モルヒネはこわくない

強い痛みに対する鎮痛薬として、モルヒネなどの「医療用麻薬」が使われます。「麻薬＝こわい薬」と思うかもしれません。健康で痛みがない人が麻薬を使うと、脳内で快感を呼び起こす物質であるドーパミンが大量につくられて、薬が切れると不安になったりする中毒症状が出てきます。

しかし、強い痛みがある人が使う場合、脳内にあるドーパミンの放出を抑える物質により、中毒にはなることはありません。モルヒネには、痛みをやわらげるだけでなく、呼吸困難やせきを抑えるなどの効果もあります。

WHOによる緩和ケアの定義

●1989年の定義

「緩和ケアとは、治癒を目指した治療が有効でなくなった患者に対する積極的な全人的ケアである。痛みやその他の症状コントロール、精神的、社会的、そして霊的問題の解決が最も重要な課題となる。緩和ケアの目標は、患者とその家族にとってできる限り可能な最高のQOLを実現することである。末期だけでなく、もっと早い病期の患者に対しても治療と同時に適用すべき点がある。」

●2002年の定義

「緩和ケアとは、生命を脅かす疾患による問題に直面している患者とその家族に対して、痛みやその他の身体的問題、心理社会的問題、スピリチュアルな問題を早期に発見し、的確なアセスメントと対処（治療・処置）を行うことによって、苦しみを予防し、和らげることで、クオリティ・オブ・ライフ（QOL）を改善するアプローチである。」

定義に続いて、次のように述べられています。

緩和ケアは…

- 痛みやその他の苦痛な症状から解放する
- 生命を尊重し、死を自然の過程と認める
- 死を早めたり、引き延ばしたりしない
- 患者のためにケアの心理的、霊的側面を統合する
- 死を迎えるまで患者が人生を積極的に生きてゆけるように支える
- 家族が患者の病気や死別後の生活に適応できるように支える
- 患者と家族（死別後のカウンセリングを含む）のニーズを満たすためにチームアプローチを適用する
- QOLを高めて、病気の過程によい影響を与える
- 病気の早い段階にも適用する
- 延命を目指すそのほかの治療（化学療法、放射線療法）とも結びつく
- 臨床的な不快な合併症の理解とその対応の推進に必要な諸研究を含んでいる

原典：「WHO 1989・2002」、出典：特定非営利活動法人 日本ホスピス緩和ケア協会のウェブサイト「ホスピス緩和ケアの歴史と定義」

緩和ケアとターミナルケアの違い。ケアを受ける方法

ターミナルケアは、積極的な治療をしない

緩和ケアとは、がんをはじめとした疾患にかかったときにかかえる、さまざまな苦痛症状をやわらげるケアのことです。以前は「治癒不可能な人の全人的ケア」とされていましたが、定義が広がり、がんの痛みの早期から全過程で行われています（175ページ参照）。近年、サポーティブケアといわれることもあります。

ターミナルケア（終末期のケア）は、治癒の見込みがなく、積極的な治療がむしろ不適切とみられる段階（生命予後6カ月以内といわれます）のケアです。ターミナルケアは、緩和ケアの一部で、〝終末期に行われる緩和ケア〟と考えてよいでしょう。

緩和ケアを受ける4つの方法

緩和ケアを希望する場合は、次の4つの方法があります。一般病棟に入院してかかわる専門の「緩和ケアチーム」、外来で受診する「緩和ケア外来」または痛みを中心にみる「ペインクリニック」、在宅で受ける「訪問看護や訪問診療」、「専門の病棟に入院する」です。いずれも保険診療で受けられます。

ホスピス・緩和ケア病棟に入院する

ターミナルケは、主に末期のがん患者さんが対象です。症状コントロールを中心に、その人らしく最期まで過ごせるような全人的ケアを提供する施設として、ホスピス・緩和ケア病棟があります。厚生労働省の施設基準を満たして都道府県への届出を受理された施設では、健康保険が適用されます（差額ベッド代などは適用されません）。

近年は、緩和ケア外来を設置しているところが多く、入院をせず、自宅で過ごしながら、外来で緩和ケアを受けることもできます（ホスピス緩和ケアを受けられる病院等は「特定非営利活動法人 日本ホスピス緩和ケア協会」のウェブサイトにリストが掲載されています）。

コラム

将来の不安と向き合うときのケア・サポート

ひとりでかかえずに不安な気持ちを話すこと

再発・転移や将来への不安は、多くの患者さんが抱える感情です。ひとりでかかえていると、不安感だけが大きくなります。

まず、気持ちを整理してみましょう。気になる症状があれば、「いつから、どこが、どのような異変があるのか」、具体的に書き出して、主治医に状況を把握してもらいます。

また、家族や友人、同じ体験をした人（136ページ参照）に話を聞いてもらうと心が楽になり、「ひとりではない」という共感や励みにもなります。「がん診療連携拠点病院」に併設されている「がん相談支援センター」（139ページ参照）や、電話で看護師や社会福祉士などの専門家が対応してくれる「がん相談ホットライン（公益財団法人 日本対がん協会）」に相談するのもよいでしょう。詳細は同協会のサイトに掲載されています。

不安や落ち込み、つらい症状が続いたら

気持ちが落ち込んで憂うつ、不安や心配事が頭から離れない、食欲がなく眠れないといった症状が続いているなら、「うつ状態」かもしれません。ストレスが長期間続き、うまく対処できないと、日常生活や仕事に支障をきたすことがあります。

そのような場合は、主治医に相談してください。心のケアの専門家を紹介してくれます。医療機関によっては、がんに関連した精神的ケアを行う「精神腫瘍科」を設置しているところもあります。がん相談支援センターで心のケアの専門家に関する情報を入手することもできます。

セルフケアのヒント

ストレスは、体力と気力を消耗させる

がんと診断されれば、だれもが大きなストレスをかかえます。そのため、不安や憂うつなどのネガティブな気分になる、不眠や食欲不振などの身体的な症状があらわれる、人と会うのを避けるといった変化があらわれます。

ストレスが長期間続くと、免疫力が低下して大腸がんに打ち勝つ体力と気力がなくなってしまいます。胃潰瘍・十二指腸潰瘍などの心身症や神経症、反応性うつ病などストレス性疾患を招くこともあるでしょう。大事に至らないためにも、シグナルがあらわれたら、セルフケアをおすすめします。

精神的シグナルのセルフケア

自分を責めてしまう、不安感や憂うつ感にとらわれる、悲観的に考えてネガティブな考え方になるなど、人には、それぞれ「考え方のクセ」があります。

たとえば、「こんなことになったのは自分のせいだ」「自分は不幸だ」と考える、まだ起こってもいないことを深刻に考えて悲観するといったことばかり頭を巡っているなら、いったん思考をストップ。治療後にしたい夢を思い描いたり、友だちとおしゃべりしたりして、気持ちを切り替えるのもひとつの方法です。

身体的シグナルのセルフケア

朝型の生活は、体によいといわれます。太陽の光を朝浴びることが爽快感を高める脳のセロトニンを活性化して、脳の目覚めを呼び起こし、心身のバランスを整えてくれます。朝起きて、太陽の光を5分ほど浴びるとセロトニンが分泌し、心身のスイッチがオンになります。体が活性化すれば、生活のリズムもできて、行動もより積極的になるでしょう。

気持ちを落ち着けるには、呼吸を意識的に深く、ゆっくりすることも有効です。入浴時間を楽しむ、散歩をする、静かな時間をもつなど、身近なストレス解消法を身につけましょう。

第7章

がんとともに生きる

がんとどのように向き合うかによって、今後の生き方が違ってきます。より有意義に過ごすために、これまでの生活を見直す機会ともいえるでしょう。がん患者さんと家族への支援の輪も広がっています。がんばりすぎず、自分らしい生き方を選んでください。

がんの治療をしながら仕事を続けるには

仕事があることは希望につながる

大腸がんと診断されたとき、仕事をしている人は、「仕事をどうする?」「続けられる?」といった不安をかかえます。入院や自宅療法、定期的な通院をすれば、仕事をしばらく休んだり、遅刻や早退を繰り返したりすることもあるでしょう。そのため、「会社で肩身がせまい」「非正規雇用なので、会社にいられない」と、早々に退職してしまう人が少なくありません。

仕事をどうするかは、治療経過だけでなく、今後の生活に深くかかわります。「回復してから仕事がある」という状態は、沈みがちな気持ちを前向きにさせてくれる希望にもなります。お金の面からも、会社を辞めずに治療を続けることが望ましいといえます。迷ったときや困ったことがあるときは、ソーシャルワーカー（140ページ参照）やがん相談支援センターに相談しましょう。

時短、フレックスなど活用できる制度を使って

治療と仕事を両立させるには、会社側に理解を得て、協力してもらうことが不可欠です。病名や病状について、直属の上司やグループ内で信用のおける人に、ある程度は説明しておきます。産業医や産業保健師など相談できる専門家がいれば、事前に相談しておくと心強いです。また、本人や家族ががん経験者という人が会社にいれば、アドバイスを受けることもひとつの方法です。わからないことがあれば、会社の就労規則や福利厚生制度などについて、人事や総務などの担当者に聞けば教えてくれます。

最近では、多くの支援制度を設ける会社が増え

てきました。人事と担当医に連携してもらい、配属や業務内容について調整しましょう。高額療養費制度、傷病手当金などの公的支援制度を受けられることもあります。適切に活用して、治療後の復帰をめざしてください。

要点check 利用できる社内制度

復帰するときは、「迷惑をかけたので、早く取り戻そう」とがんばりすぎてはいけません。上司や会社と話し合い、少しずつ仕事量を増やしていき、勤務時間や残業などに配慮してもらえると理想的です。無理をせず、体調に見合った働き方をすることが大切です。次のような社内制度があれば、じょうずに利用しましょう。

- 有給休暇
- 積立休暇
- 傷病休暇
- 短時間勤務
- フレックスタイム
- 時間単位、半日単位の有給休暇
- 在宅勤務
- マイカー通勤
- 病気休暇制度
- 休職制度
- 休憩室の利用　など

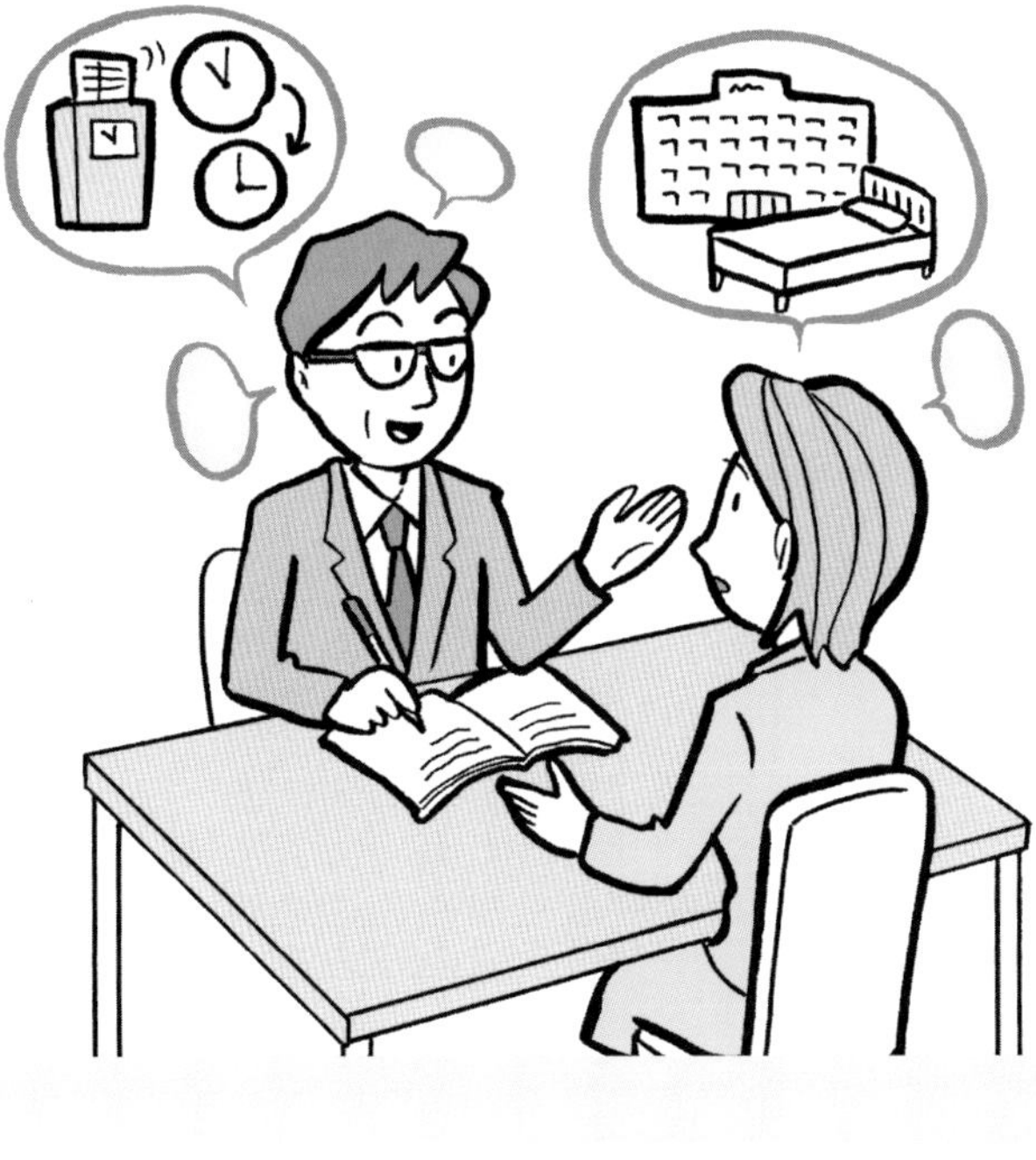

治療後、職場復帰の心がまえ

近所を散歩して外の環境に慣れることから

自宅でゆっくりできる時間をとってから、少しずつ外の環境に体を慣らすことが大切です。自宅での食事や排便リズムが安定してきたら、近所を散歩することから始め、行動範囲を少しずつ広げながら、外出の機会を増やしてみてください。

ときには、出勤するときと同じ時間に起きて、図書館でデスクに向かってみたり、トイレを使ってみたりすることもおすすめです。外出先のさまざまな環境に順応できるようになると、自信につながります。

また、職場復帰には、家族の協力が欠かせません。家族にも相談し、必ず主治医に許可を得てから職場復帰の時期を検討しましょう。体力的あるいは精神的につらいと感じたら、復帰スケジュールを見直すことも必要です。

人工肛門の人は予備装具を携帯

人工肛門をつくった人は、自分で人工肛門のケアができるようになれば職場復帰ができます。ただし個人差があるので、主治医や看護師にアドバイスを受けながら復帰するようにしてください。会社には、トイレの回数や所用時間などを話して、理解を得ておきます。

勤務中に、排泄物が漏れてしまった場合を考えて、交換用の装具一式を携帯しておくと安心です。通勤途中のトイレの場所も、チェックしておきましょう。最近ではオストメイト対応トイレ（27ページ参照）も増えてきました。外出先での装具交換は、慣れてくれば手早く行えます。せっけんやお湯などは使えないので、ぬれティッシュで簡単にふき、ペーパータオルで皮膚の湿り気をとる程度でも大丈夫です。

Dr's
アドバイス

休職中は月に1回くらい会社へ連絡を

入院や自宅療養などで仕事を休職していると、「仕事は大丈夫かな」「自分の席がなくなっていたらどうしよう」など、気持ちが落ち着かないことがあるかもしれません。一方、会社側も、社員ががんで休職しているとなれば心配しているはず。とはいえ、どう接したらよいか、なんと言葉をかけたらよいのか、とまどっている可能性もあります。

そんな中、休職中は月に一度、給与明細書などの書類が会社から届くので、会社とのコミュニケーションをとる絶好のチャンスです。直属の上司や信頼できる先輩スタッフなどに、報告とお礼をかねたメールや電話をしておきましょう。復職後、働きやすい環境づくりに役立ちます。

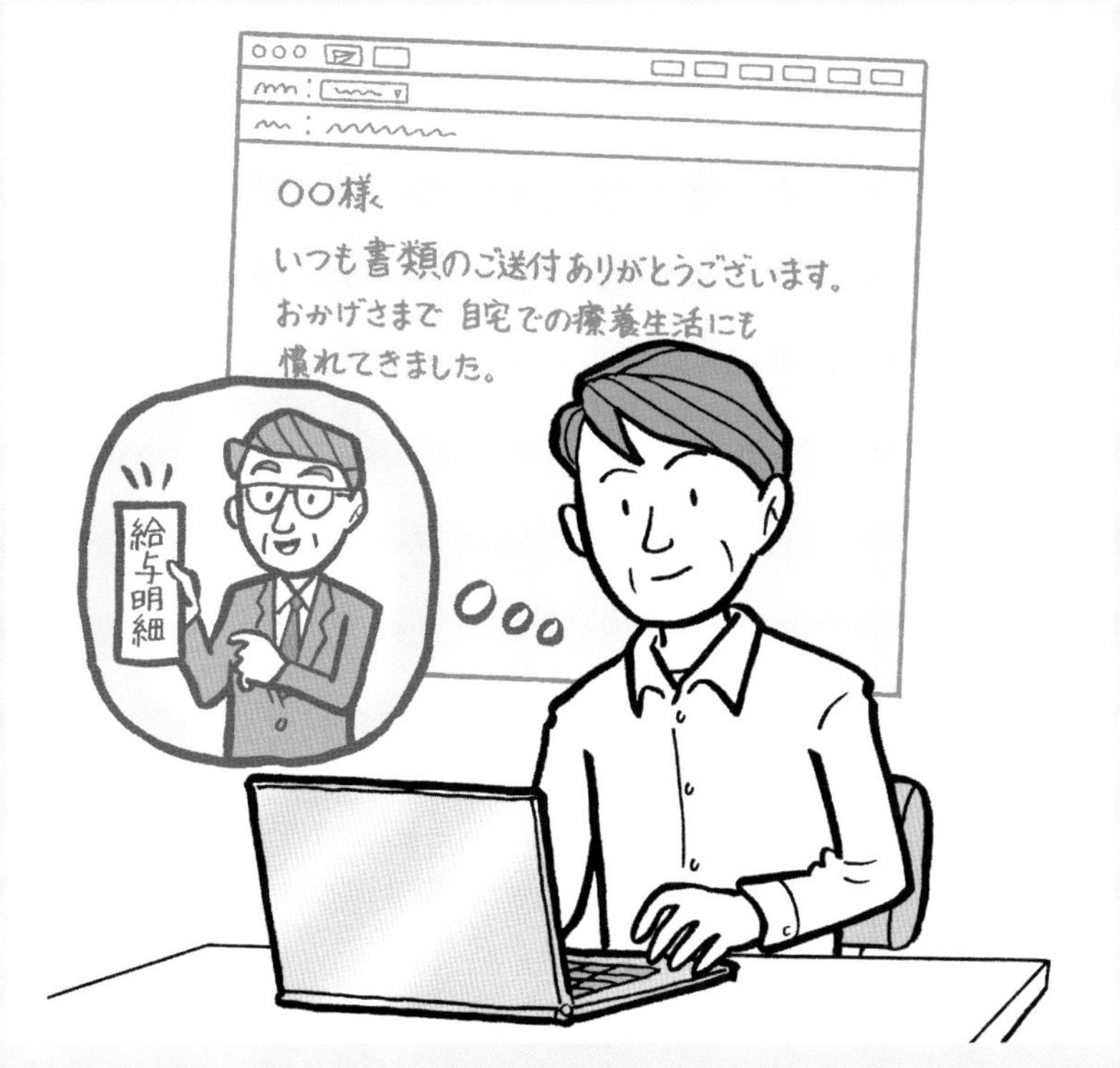
〇〇様
いつも書類のご送付ありがとうございます。
おかげさまで 自宅での療養生活にも
慣れてきました。
給与明細

治療を続けながら安心して生活するために

持病薬などがあれば飲み合わせに注意

治療が一段落して元の生活に戻ると、ホッとすると同時に不安に思うこともあるでしょう。退院後は、自分で体調管理をしていかなくてはなりません。とくに気をつけたいのは、薬の飲み方です。主治医から処方された薬は、用量や用法を守って服用するのが基本ですが、ときには、飲み忘れてしまうこともあるかもしれません。そんな場合、どのように対処すればよいのか、確認しておくと安心です。

また、大腸がん以外に、持病薬や市販薬を用いることがあります。飲み合わせることで互いに影響し、作用が弱まったり強くなったりする「相互作用」に注意が必要です。服用中の薬と飲み合わせても問題がないか、主治医に相談してください。

薬の種類が多い場合は、「おくすり手帳」の活用をおすすめします。処方された薬の履歴などを記録する手帳で、調剤薬局で入手できます。処方箋とともに提示すると、薬剤師が薬の記録を出してくれます。主治医や他の医療機関にかかるときは、おくすり手帳を提示して相談するとよいでしょう。

腸の癒着など退院後に不調が出ることも

退院後は、定期的に受診と検査を行います。ただし、大腸がんの手術後しばらくして、まれに腸の癒着などの異常が起こることがあります。急に体調が悪くなったり、気になる症状があらわれたりすることもめずらしくありません。退院時に、治療経過の説明と薬の服用や生活についての指導が行われるので、どのような症状の場合は受診が必要か、確認しておきましょう。

「かかりつけ医」は健康管理の強い味方

日常的な診療や健康管理の相談などを行ってくれる医師を、「かかりつけ医」といいます。風邪をひいたり体調をくずしたりしたときなど、かかりつけ医が自宅の近くにいると助かります。受診の手続きが簡単で、じっくりと診察してくれます。病状や病歴、健康状態を把握して、健康に関する不安にも気軽に相談にのってもらえるので安心です。

近年、かかりつけ医の重要性が認識され、「病病連携（病院と病院の連携）」や「病診連携（病院と診療所の連携）」が進んでいます。これを「地域医療連携」といいます（144ページ参照）。大腸がんの主治医とかかりつけ医との間で患者さんの医療情報が共有されるので、安心して治療を続けることができます。

かかりつけ医は、大腸がんで治療を受けた病院や主治医が、地域の病院や診療所を紹介してくれます。

病院とかかりつけ医の連携のしくみ

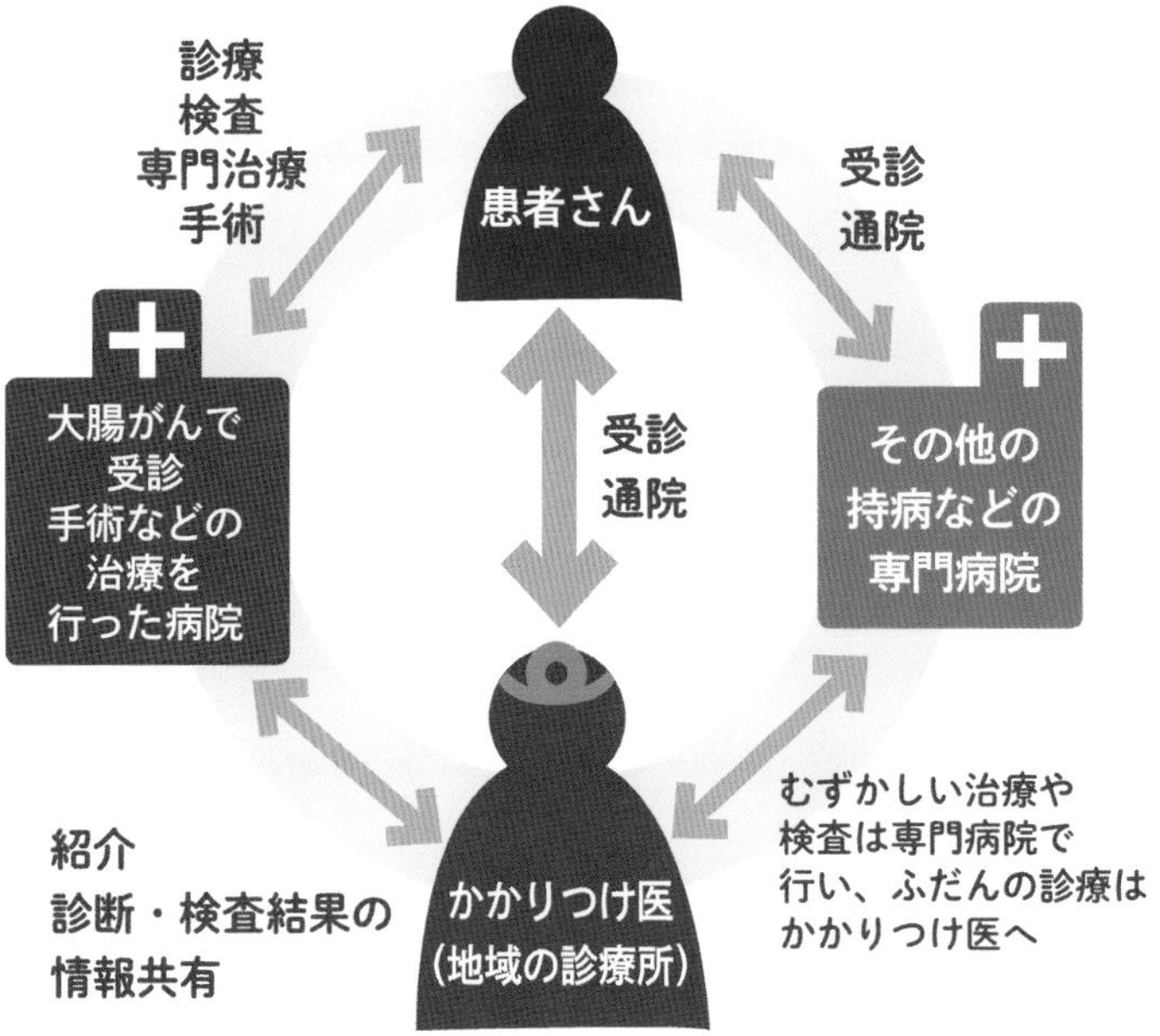

患者さんを支える家族は、自分自身も大切に

患者さんのサポートと自らの問題をかかえる家族

大切な家族ががんと診断されたときから、家族もがんと向き合うことになります。家族は、不安や悩みをもっている患者さんの心に寄り添い、じっくりと話を聞くことが大切です。

患者さんの話を聞くときは、自分がその立場だったらどのような気持ちになるかと思いを寄せて、共感をもって受け入れてあげましょう。「それは間違っている」「こうするべき」といった、自分の意見や価値観を押しつけることは、控えてください。

また、規則正しい生活ができているか、薬などの自己管理ができているかなど、患者さんの生活を見守ることも必要です。うまく自己管理できていないようなら、さりげなく教えるなど側面から手助けするとよいでしょう。

家族が自分自身を守るために

患者さんをサポートするほかに、自分の心身の問題にも、家族は直面します。患者さんのさまざまな心の痛みやつらさは、身近にいる家族も共有します。そのため、がん患者さんをかかえる家族の2～3割に、強い不安や憂うつが認められるといわれています。家族は〝第二の患者〟なのです。

日常生活で、患者さんの悩みや不安な気持ちを聞く、服薬や健康管理をサポートする、食事や栄養面を気づかう、通院に同行するなど、患者さんのサポートは、細かく数多くあります。すべてのサポートを、だれかひとりが担うのは、心身ともに大きな負担です。「できること、できないこと」を書き出して、整理しましょう。できないことは、

家族で役割分担することや、ソーシャルサービスを利用することを考えます。ひとりでかかえ込まないこと、家族だけで無理であれば、第三者や公的な援助を受けることが大事です。

MEMO　患者さんの話を聞くヒント

患者さんの話を否定しない。意見や説教をしない

患者さんが沈黙したら、話し始めるまでじっと待つ

つらい気持ちを語ったら、安易に励まさない。気持ちに寄り添うように、本人が語った言葉を繰り返すなどして、理解していることを伝える

知っておきたい

家族のセルフケアのヒント

家族は、自分のストレスや心身の状態に気づいていないことがあります。自分を責めたり憂うつな気分になったりする、食欲がない、よく眠れない、気力が低下して楽しみだったことにも関心がなくなったなどのシグナルがあれば、かなり疲れているかもしれません。気軽にできる、家族のセルフケアのヒントを紹介します。できることからチャレンジしてみましょう。

- 腹式呼吸やエクササイズなどでリラックスする
- 患者さんのサポート役をだれかにかわってもらって一時的に休み、気持ちを切り替える
- 散歩などをして、体を動かす
- 信頼できる友人に自分の気持ちを聞いてもらう
- 十分な睡眠をとって体を休ませる
- 相談窓口や支援機関を利用する（139ページ参照）

「在宅療養」をスムーズに実現するには

在宅医療でも70歳以降は1割負担

がんの治療中でも、自宅で過ごしたいと思う人は多いです。実際、「人生の最終段階における医療に関する意識調査」（厚生労働省、2014年）では、「末期がんでも健康な状態が保たれている」場合には、約71％が在宅を希望しています。

在宅医療にかかる社会保障費は、入院の3分の1。在宅医療でも自己負担限度額が設定されており、70歳以上で1割負担ならば1カ月1万2000円です。日本の社会保障制度では、原則として医療保険と介護保険を同時に使えませんが、末期のがん患者さんは、特例のひとつとして併用できます。

●在宅療養の準備と流れ

在宅で療養するためには、訪問診療をしている医師や訪問看護師・介護職スタッフの支えが必要です。介護保険で訪問サービスを受けるには、要介護の認定を受けてください。病院から在宅へ移行するために、入院中に要介護認定の申請をして、病院での医療と在宅医療の併診（ふだんは地域の開業医で治療し、2～3カ月に1回病院に通院するなど）を考えます。

病院には、通常、地域医療連携室という地域の医療者とつなぐ窓口があり、医療ソーシャルワーカーが話を聞いて支援してくれます。在宅で診てくれる医師や地域の医療機関を早めに探し、相談しておくとよいでしょう。

●在宅ケアデータベースの活用

在宅ケアの実施医療機関をデータベース化した「末期がんの方の在宅ケアデータベース」というサイトがあります。医療機関は、都道府県別に検索できて便利です。通いやすい医療機関の「詳細情報」を調べ、在宅担当医師、対応患者数、併設の施設や訪問看護などの基礎データをチェックしてください。情報を入手してから、医療ソーシャルワーカーと相談するのもよいでしょう。

がんとともに自分らしく生きる

事実と向き合い「いまを生きる」

人は、これまでの人生をふり返ったとき、あるときは喜びに満ち、あるときは別れや哀しみに直面したことに気づかされます。そのような人生の物語の中で、大切なものや人を失う「喪失」と遭遇することもあります。がんの体験も、そのような喪失のひとつといってよいかもしれません。

人は、喪失体験に出合ったとき、「そんなことうそだ」と否定したくなります。また、「なぜ私が……」と自分を責めたり怒りを感じたりします。否定したり自分を責めたりするのではなく、事実と向き合うことから始めませんか。次に、「いま、ここで、どのように考えて生きていくのか」ということに心を寄せてみましょう。

ひとりではなく、支えてくれる人がいる

「がんになって、私を支えてくれる家族の愛情に気づきました」「健康といのちの大切さを知り、生き方を見直すことができました」

がんを体験した人たちの声からもわかるように、がんという体験は、人にさまざまな気づきをもたらします。健康でふつうに生活しているときには気づかなかった、大切なものです。

そんな思いをいだくきっかけには、人と人との支え合いがあります。近年、がん患者さんとその家族に対する支援の輪が、広がりつつあります。困ったり悩んだりしたときに相談できる場所や、同じ体験をした人同士の患者会も増えてきました。

物事の見方や考え方は、人それぞれです。同じ状況でも、どう受け止めるかによって、気分や行

動、体に与える影響が異なります。不安や心配などのマイナスの感情は、ネガティブな思考を招くだけでなく、体も不快な反応を示すようになります。

ポジティブ思考を心がける

一方、前向きに考えて希望をもつ、ポジティブな思考は、人に快感をもたらし、自律神経にも影響し、体も快適な反応を示すようになります。このような「快モード」をキープしていると、次に脳に入ってくる情報がよい情報に思えるというプラスの連鎖が生まれてくるのです。

つらさや苦しみは、ずっと続くものではありません。新たな生き方をみつけるための通り道なのです。これまでの自分をふり返り、生き方を見直すよい機会ともいえるでしょう。前向きに考える心のもち方を探す、よい機会ととらえてください。

MEMO

元気に生きるためのヒント

前向きに行動しても
「がんばりすぎない」こと。
「ほどほど」が大切です。

いまの自分を大切に、
「つらいのに、よくがんばっている」
と、自分を肯定する
メッセージを送りましょう。

最初から目標に
向かうのではなく、
「一歩進める」ことをめざして。

人には、よい面と悪い面の
二面性があります。
プラスのめがねをかけて、
よい面に目を向けます。

笑顔と希望を失わず、
元気になっていく自分を
イメージしましょう。
免疫力が高まり、がんに打ち勝つ
体と心をつくります。

都道府県がん診療連携拠点病院一覧

都道府県名	医療機関名（所在地）
北海道	北海道がんセンター（札幌市）
青森県	青森県立中央病院（青森市）
岩手県	岩手医科大学附属病院（盛岡市）
宮城県	宮城県立がんセンター（名取市）
	東北大学病院（仙台市）
秋田県	秋田大学医学部附属病院（秋田市）
山形県	山形県立中央病院（山形市）
福島県	福島県立医科大学附属病院（福島市）
茨城県	茨城県立中央病院
栃木県	栃木県立がんセンター（宇都宮市）
群馬県	群馬大学医学部付属病院（前橋市）
埼玉県	埼玉県立がんセンター（北足立郡伊奈町）
千葉県	千葉県がんセンター（中央区）
東京都	東京都立駒込病院（文京区）
	がん研　有明病院（江東区）
神奈川県	神奈川県立がんセンター（横浜市）
新潟県	新潟県立がんセンター新潟病院（新潟市）
富山県	富山県立中央病院（富山市）
石川県	金沢大学附属病院（金沢市）
福井県	福井県立病院（福井市）
山梨県	山梨県立中央病院（甲府市）
長野県	信州大学医学部附属病院（松本市）
岐阜県	岐阜大学医学部附属病院（岐阜市）
静岡県	静岡県立静岡がんセンター（駿東郡長泉町）
愛知県	愛知県がんセンター中央病院（名古屋市）
三重県	三重大学医学部附属病院（津市）
滋賀県	滋賀県立総合病院（守山市）
京都府	京都府立医科大学附属病院（京都市）
	京都大学医学部附属病院（京都市）
大阪府	大阪国際がんセンター（大阪市）
兵庫県	兵庫県立がんセンター（明石市）
奈良県	奈良県立医科大学附属病院（橿原市）
和歌山県	和歌山県立医科大学附属病院（和歌山市）
鳥取県	鳥取大学医学部附属病院（米子市）
島根県	島根大学医学部附属病院（出雲市）
岡山県	岡山大学病院（岡山市）
広島県	広島大学病院（広島市）
山口県	山口大学医学部附属病院（宇部市）
徳島県	徳島大学病院（徳島市）
香川県	香川大学医学部附属病院（木田郡三木町）
愛媛県	四国がんセンター（松山市）
高知県	高知大学医学部附属病院（南国市）
福岡県	九州がんセンター（福岡市）
	九州大学病院（福岡市）
佐賀県	佐賀大学医学部附属病院（佐賀市）
長崎県	長崎大学病院（長崎市）
熊本県	熊本大学病院（熊本市）
大分県	大分大学医学部附属病院（由布市）
宮崎県	宮崎大学医学部附属病院（宮崎市）
鹿児島県	鹿児島大学病院（鹿児島市）
沖縄県	琉球大学病院（中頭郡西原町）

大腸がんを理解するために役立つ用語

あ

遺伝性大腸《いでんせいだいちょう》がん

遺伝によって発生する大腸がんのこと。代表的なものとして、「家族性大腸ポリポーシス（家族性大腸腺腫症）」と「リンチ症候群（遺伝性非ポリポーシス大腸がん）」がある。家族性大腸ポリポーシスは、若いころからポリープが100個以上もできるのが特徴で、通常5～10年で腺腫（良性のポリープ）からがんに進展するといわれる。リンチ症候群は、生まれながらにもっている遺伝子の変異によって起こり、大腸がんや子宮内膜、卵巣、胃、小腸などのがんの発症リスクが高まる。

インフォームド・コンセント

医師から治療法などについて十分な説明を受けたうえで、患者さんが納得して同意することで、「説明と同意」とも訳される。医師は検査や治療法についてメリットだけでなくデメリットやリスクも「説明する義務」があり、患者さんは自由に質問をして「知る権利」があるとともに、「拒否する権利」、同意を撤回することもできる。患者さんが自主的に判断して決定することに意義がある。

エビデンス

治療法や薬剤、検査方法をはじめ、医療全般について、それが効果や安全性などでよいと判断される証拠や科学的根拠のこと。「EBM（イービーエム）」とも呼ばれる「エビデンスに基づく医療」（evidence based medicine）が近年重視されている。

MRI《エムアールアイ》検査《けんさ》

MRIは「磁気共鳴断層撮影」の英語を略した言葉で、磁気を使って体の中のくわしい画像を断面図であらわす検査。脳梗塞や脳腫瘍、血管の異常などの検査に適している。さまざまな角度からの断層像が得られるというメリットがあるが、心臓ペースメーカーなどの磁性体の医療機器が体の中にある人は検査が受けられない。

遠《えん》隔《かく》転《てん》移《い》

最初にがんができた臓器から遠く離れた別の場所でがんが発生すること。大腸がんの場合、肝臓や肺に遠隔転移することが多く、骨盤などの骨転移や脳転移もみられる（別項「転移」参照）。

オストメイト

大腸がんや、病気・事故などで人工肛門や人工膀胱などのストーマをもって生活している人のことをいう。そのような人たちが集まってオストメイトの会をつくり、交流や情報交換を行っている。

か

ガイドライン

科学的に信頼できる診断や治療の基準をまとめた指針のこと。日本では厚生労働省や各学会がガイドラインの作成を行っている。ガイドラインは、標準治療（治療の有効性が最も高く、安全性が確かと認められている治療。別項「標準治療」参照）を示すもので、すべての患者に画一的な治療をすすめているわけではない。大腸がんの場合、大腸癌研究会により「大腸癌治療ガイドライン」が作成され、同研究会のホームページで一般公開されている。

化《か》学《がく》療《りょう》法《ほう》

化学物質を用いてがん細胞の分裂を抑え、がんを小さくすることを目的とした治療法。その化学物質のひとつが「抗がん剤（別項参照）」で、作用機序や由来によって分類されている。手術や放射線療法と組み合わせて「集学的治療（別項参照）」として行われる。大腸がんの場合、手術後の再発を予防することを目的とした「術後補助化学療法」、手術では切除できない進行・再発がんに対する「全身化学療法」が中心に行われる。化学療法の薬剤の種類によって異なるが、吐き気や嘔吐、下痢、脱毛など、さまざまな副作用がある。

かかりつけ医

日常的な診療や健康管理などの相談に応じてくれる地域の医師のこと。がんの専門的な治療を行う主治医や病院とかかりつけ医が連携して患者さんと家族を支える「地域医療連携」のしくみが整いつつある。

合《がっ》併《ぺい》症《しょう》

ある病気が原因となって起こる、または、ある病気と同時に起こる病気や症状のこと。大腸の手術後に腸が癒着して腸閉塞が起こることがあるが、このように手術や治療の結果起こるものも合併症という。

がん遺《い》伝《でん》子《し》／がん抑《よく》制《せい》遺《い》伝《でん》子《し》

がん遺伝子とは、細胞のがん化を促進する機能をもつ遺伝子のことで、現在、20種類ほどが解明されている。がん抑制遺伝子は、がん遺伝子とは逆に細胞のがん化を抑制する遺伝子で、現在、30種類ほどがわかっている。この2つの遺伝子は、車のアクセルとブレーキのような関係をもちながら正常細胞を増殖させているが、どちらかの遺伝子に異常が起きると、正常細胞はがん化へと進み、がんが発症する。

癌《がん》腫《しゅ》

臓器の上皮細胞（体の表面をおおう表皮、内臓の内腔面の粘膜や腺などの細胞）に発生する悪性腫瘍のこと。がんが発生する頻度は、癌腫が最も多く、悪性腫瘍の90％を占める。大腸がんは、圧倒的に癌腫が多く、その中でも腺細胞にできる「腺がん」が多い。

がん診《しん》療《りょう》連《れん》携《けい》拠《きょ》点《てん》病《びょう》院《いん》

「がん対策基本法」（２００６年制定）に基づいて、がん医療の地域格差をなくし、全国どこでも一定のレベル以上の質の高いがん医療を提供することを目的に、厚生労働省が指定した施設で、「がん拠点病院」ともいわれる。「都道府県がん診療連携拠点病院」と「地域がん診療連携拠点病院」があり、2014年度から特定のがんに診療実績がある「特定領域がん診療連携拠点病院」、拠点病院のない二次医療圏での「地域がん診療病院」が新設され、合計447施設が指定されている（2020年4月現在）。

がん性疼痛《せいとうつう》

がんに伴う痛みのこと。痛みの種類には、がん自体からの痛み、がんの治療による痛み、リンパ浮腫などがんに関連した痛みがあり、進行・再発がんでは6〜7割の患者さんが体験するといわれる。痛みの治療「疼痛緩和ケア」を、WHO（世界保健機関）が提唱する「WHO方式がん疼痛治療法」にそって正しく行えば、がん患者の約95％はほぼ完全に痛みを取り除くことができる。

緩和《かんわ》ケア

がんをはじめとして生命を脅かす病気によって起こる痛みやさまざまな苦痛症状をコントロールし、QOL（別項参照）を高めるケアのこと。がんによる身体的な痛みだけでなく、不安や恐怖などの精神的な痛み、仕事や経済的な問題からくる社会的な痛み、生きる意味などを問うスピリチュアルな痛みに対するケアを行う。従来は治癒の見込みのない人に対して行われる医療とみられていたが、WHOでは「疾患の早期より行う」と定義し、日本でもがん治療の初期段階から緩和ケアを実施することを提唱している。

機能温存《きのうおんぞん》

臓器や組織の働きを損なわずに、できるだけ機能を残すこと。がんの根治をめざして、がんの周囲のリンパ節を可能な限り切除しながらも、機能を温存する方法が主流になっている。直腸がんの場合、周囲に排尿や性機能をコントロールする自律神経や排便にかかわる筋肉があるため、それらの機能を温存する「自律神経温存術」「肛門括約筋温存術」が行われる。

QOL《キューオーエル》

「生活の質」「人生の質」を意味する言葉で、「クオリティ・オブ・ライフ（quality of life）」の略。病気や治療の副作用などによって、身体的にも精神的にも生活の質に変化が起きることがある。治療法を選ぶとき、がんの根治性や治療効果だけでなく、その人が自身で納得できる生活の質を保つことを考慮する必要がある。

局所再発《きょくしょさいはつ》

最初にがんが発生した場所の近くに、再びがんがみつかること。目には見えない小さながん細胞が残っていた場合など、いったんは完治したように思えても、時間をおいて再びみつかることがある。

クリティカルパス

入院から手術・退院までの流れをわかりやすく、図表で示した治療計画表のこと。「クリニカルパス」ともいわれる。入院中、いつどのような検査や治療を行うのかといったスケジュール、食事や服薬の注意点などが記され、入院後のオリエンテーションではこれに基づいて説明される。医療チームも同様の計画表をみて患者の治療やケアを行い、患者と医師が情報を共有するための大事なツールともいえる。

原発巣《げんぱつそう》

最初に発生した病変部、「がん細胞のかたまり（腫瘍）」のこと。がん細胞は遺伝子に異常が起きて発生し、分裂・増殖してまわりの組織に浸潤し、さらに血液やリンパの流れに乗って別の場所で新たに増殖する、というプロセスで広がっていく。治療方針を立てるためには、原発巣を見極めることが重要である。

抗《こう》がん剤《ざい》

がんに作用する薬のこと。細胞の増殖を邪魔したり、遺伝子にダメージを与えたりすることによってがん細胞を死滅させ、がんが大きくなることを抑える働きがある。抗がん剤を使ったがん治療を「化学療法（別項参照）」という。

5年生存率《ねんせいぞんりつ》

生存率とは、がんと診断されて一定期間治療を受けた人の中で、どの程度の人が生存しているかを示す数値で、がん治療の成績をあらわす指標になっている。がんの再発は5年以内に起こることが多く、5年を経ても再発しなければ治癒したとみなされ、「5年生存」が治癒の目安とされている。

根治手術《こんちしゅじゅつ》

がんを完全に治すことをめざして行う手術。がんは周囲の組織にも広がっている可能性があり、転移のリスクがあるリンパ節を切除すること（リンパ節郭清）、がんだけではなく範囲を広げて腸管を切除することが大腸がんの手術療法の原則である。

さ

再発《さいはつ》

治療によって消えたと思ったがんが、再び増殖してくること。再発は、手術でがんを切除した箇所の近くに起こる場合と、遠く離れた臓器に運ばれて病巣をつくる「転移」（別項「転移・転移巣」参照）がある。がんは治ったかどうかの判定がむずかしく、2～3カ月で再発することもあり、再発と再燃（別項参照）の区別が明確にしにくい。

再燃《さいねん》

病気が完全に治ったわけではなく、病状がいったんおさまったあとに同じような病状があらわれること。がんの場合、最初の治療でがんが取りきれず、目に見えて残っていたがんが再び増殖し始めた場合を「再燃」と呼ぶ。

サーベイランス

がんを手術で切除したあと、経過観察とともに行う定期検査のこと。検査を行う時期や検査法は、ステージや再発が起こりやすい臓器などを踏まえて決められる。大腸がんの場合、ステージⅠ（リンパ節転移がなく、固有筋層にとどまるもの）、ステージⅡ、ステージⅢでは術後3年間は3カ月に一度、4～5年目は6カ月に一度の検査がすすめられる。検査の部位は、肝臓と肺、直腸がんの場合は骨盤内も検査する。

自己導尿《じこどうにょう》

大腸がんの手術後、排尿困難や膀胱内の残尿などの障害が起こることがある。その場合、尿道口から膀胱へカテーテルを挿入して尿を排出させる「自己導尿」を行う。自己導尿を続けるうちに排尿機能障害が改善されて、導尿が不要になることもある。

支持療法《しじりょうほう》

がん薬物療法の副作用の対策のこと。たとえば、代表的な副作用の吐き気には吐き気を止める薬、骨髄抑制の副作用による感染症に対しては抗生物質などを用いて、副作用を抑制したり改善しながら治療を行う。支持療法の進歩によって、外来化学療法や在宅での治療が可能となった。

CT《シィーティー》検査《けんさ》

「CT」とは、コンピュータ断層撮影の英語の略で、X線を使って体の断面を画像化する検査のこと。病気の診断や進行状態を見るために行う。コンピュータで処理することにより、1㎝から数㎜間隔の体の輪切りの画像が得られ、とくに肺や肝臓などのがんの診断に有用といわれる。

集学的治療《しゅうがくてきちりょう》

手術で切除したうえでがん薬物療法や放射線療法を行うなど、いくつかの異なる治療法を組み合わせて行う総合的な治療のこと。進行がんに対する基本的な治療法で、複数の治療を併用することで治療効果を上げることをめざす。集学的治療は、さまざまな分野での専門性が求められるため、複数の科の医師や看護師をはじめとした多くの専門スタッフによって治療・ケアをする「チーム医療」が行われる。

術後補助療法《じゅつごほじょりょうほう》

手術後に起こる再発・転移の予防のために行う補完的な療法のこと。手術でがんを完全に切除したと判断しても、目に見えないがん細胞が残っている可能性があり、手術後に薬物療法や放射線療法を行う。現在、大腸がん、肺がん、乳がんは術後の薬物療法の治療効果が確認されている。

腫瘍《しゅよう》

体の細胞が異常に増殖してかたまりになったもの。腫瘍そのものは「腫れ物」で、良性のものと悪性のものがある。良性のもの（いぼ、ポリープなど）は、周囲の細胞を破壊したり転移したりしないが、悪性のものは、増殖し、周囲の正常な組織の中に入り込みながら広がり、他の臓器にも転移していく。がんは、この「悪性腫瘍」のことで、「悪性新生物」とも呼ばれる。

腫瘍《しゅよう》マーカー

体の中に腫瘍ができると、その腫瘍細胞がつくり出す物質や、腫瘍に反応して体がつくり出す物質（主にたんぱく質で、ホルモンや酵素、がん遺伝子も含まれる）が増えてくる。このような物質の血液中などの濃度を指標にしたものを「腫瘍マーカー」という。腫瘍マーカーは、がん細胞の目印となり、がんがあるかどうか、がんの大きさや広がりの変化を知る目安となる。ただし、がんを発症していても必ずしも腫瘍マーカーの数値が高くなるとは限らず、がん以外の病気でも腫瘍マーカーの数値が高くなることがある。

進行《しんこう》がん

手術などで切除することがむずかしいほど病状が進んだがん、また「早期がん」（別項参照）に比べてがんが進んだ状態をいうこともある。がんの種類によって、早期がん、進行がんの定義は異なる。大腸がんの場合、がんが腸壁の粘膜下層にとどまっているがんを「早期がん」、固有筋層に入っているか、さらにそれを越えているがんを「進行がん」という。

浸潤《しんじゅん》

がんが、発生した組織内部深くまで広がること。大腸がんの場合、腸のいちばん内側の粘膜にがんができ、徐々に粘膜下層、固有筋層へと腸の壁の中で大きくなり、やがて腸の壁を突き破って周辺の臓器へと浸潤する。

深達度《しんたつど》

大腸がんの場合、がんが大腸の壁のどの部分まで深く達しているかを示している。がんの「根」の深さの尺度のこと。大腸がんは、腫瘍の大きさや数より深さが問題といわれる。大腸の壁を構成する層（粘膜、粘膜下層、固有筋層など）のどの段階までがんが達しているかという「壁深達度」で分類され、がんの病期（ステージ）を判断する重要な目安のひとつになっている。

診療情報提供書《しんりょうじょうほうていきょうしょ》

医師が他の医師へ患者を紹介するときに発行する書類で、「紹介状」ともいわれる。内容は、症状や診断、治療など、それまでの診療の情報が記載されている。特定機能病院（高度の医療技術を提供するなどの要件を満たした医療機関で厚生労働大臣が承認した施設）を受診するときに、紹介状がない場合は初診料に特定療養費が追加される。

ステージ

「病期」のことで、どの程度がんが進んでいるのかという進行度を意味する。その進行度を判定するための基準として「病期分類」があり、「がんの深達度」「リンパ節への転移の程度」「遠く離れた臓器への転移の有無」の3つの角度からがんの進行度を段階づける。大腸がんの場合、「大腸癌取扱い規約」（別項参照）により、ステージ0からステージⅣまでに分けられている。

ストーマ／ストーマ装具《そうぐ》

直腸がんのため、肛門を含めて直腸を切除する手術を受けたとき、腹部に便を排泄するために設ける排泄口のことで、「人工肛門」ともいわれる（膀胱を切除して尿を出すためにつくられた尿の排泄口は「尿路ストーマ」という）。ストーマは、排泄物をためておく直腸のかわりとなるものがないため、排泄物を受けるための装具「ストーマ装具」が必要である。

生検《せいけん》

病変部の組織の一部をとって、顕微鏡で調べ、病気の確定診断を行うこと。病理組織検査、組織診検査ともいわれ、針で組織をとる場合は針生検ともいう。細胞レベルではなく、構造をもつ組織の検査のため、精度が高く、がんの最終的な診断のために重要な検査である。

セカンドオピニオン

診断や治療方針などについて、主治医以外の専門医に見解を聞くこと。主治医からの説明で不安や疑問をもったときや、選択肢を広げて納得して治療を受けるために利用したい制度である。ただし、セカンドオピニオン医は、見解を述べるだけで診療はしない。セカンドオピニオンを聞いた病院で診療を受ける場合は、新たに外来を受診する必要がある。

腺《せん》がん

上皮に含まれる分泌物を出す「腺組織」に生じるがんのこと。大腸がんは腺がんが多い。

腺腫《せんしゅ》

粘膜の、分泌腺の細胞に発生する良性の腫瘍。大きさが１㎝を超えるとがん化している確率が高くなる。

全身化学療法《ぜんしんかがくりょうほう》

手術では切除しきれない進行・再発がんに対して薬物療法を行うこと。抗がん剤は、血流に乗って体じゅうをめぐり、がん細胞を攻撃するので、全身くまなく治療ができることからいわれる。

早期《そうき》がん

がんの進行過程で最も早い段階のがんのことで、一般的にごく小さながん、浸潤（別項参照）していないがん、転移（別項参照）していないがんなどをさしている。きちんとした定義は、臓器ごとに定められ、大腸がんの場合は、腸壁の粘膜下層にとどまるがんを早期がんという（別項「進行がん」参照）。

奏功率《そうこうりつ》

治療の効果があらわれることを「奏功」、その割合を「奏功率」という。同じ治療を受けた人の経過を継続的に観察し、たとえばがんが縮小したケースが全体の中でどのくらいの割合か、といった数値を示したもので、治療の効果を示す指標として用いられる。

た

代替療法《だいたいりょうほう》

→「補完代替療法《ほかんだいたいりょうほう》」

大腸癌治療《だいちょうがんちりょう》ガイドライン

大腸がんの「標準治療」（別項参照）

を示し、大腸がんの診療に従事する医師が治療方針を立てたり、治療を行ったりするときの目安になっている。大腸癌研究会によって作成され、小冊子を刊行するとともに同学会のホームページで公開されている。

大腸癌《だいちょうがん》取扱《とりあつか》い規約《きやく》

大腸がん（原発性に大腸に発生した癌腫）の取り扱い方法をまとめた専門家向けのルール集で、原発巣・転移・進行度などの所見の記載法、治療法、治療成績などから構成されている。大腸癌研究会によって作成され、冊子が刊行されている。一般向けには「大腸癌治療ガイドライン」の解説が出されている。

大腸《だいちょう》ポリープ

大腸の粘膜から発生するきのこ状の突起物のこと。多くは良性の腺腫だが、1㎝を超えるとがん化している確率が高い。大腸ポリープは、直腸とS状結腸にできることが多く、約8割はここに集中する。

多剤併用療法《たざいへいようりょうほう》

いくつかの薬剤を組み合わせて治療をすること。複数の抗がん剤や分子標的治療薬を組み合わせることによって、治療効果を高めたり、副作用を減らしたりすることを目的として行われる。この療法には、それぞれの薬ががんに有効、併用によって相乗効果がある、副作用が重複しないなどの基本原則がある。

多発《たはつ》がん／多重《たじゅう》がん

同じ臓器に同じ種類のがんが複数発生することを「多発がん」、同じ人に異なるがんが発生することを「多重がん」という。がん罹患者数の統計では、多発がんは個数に関係なくひとつのがんとして、多重がんは別個のがんとして集計される。

治癒《ちゆ》

病気やけががよくなって完全に治ること。がんの場合、治療によって消えたと思ったがんが再び増殖する「再発」（別項参照）や「再燃」（別項参照）、血液やリンパ液によってがん細胞が運ばれて遠く離れた臓器に病巣をつくる「転移」が起こる場合がある。再発・再燃・転移が起こらず、回復したと判断されたときに「治癒」といい、がんの場合は治療後5年を過ぎると再発しないとみられ、5年（「5年生存率」参照）を治癒の目安としている。

腸閉塞《ちょうへいそく》

腸管がふさがって通過障害が起こっている病態のことで、「イレウス」ともいう。大腸がんの手術後に最も多い原因は、手術後の腸の癒着。また腸管をつなぎ合わせた吻合部とその周辺は柔軟性が低下して狭くなることがあり、これに、手術後は腸の動きが鈍くなるため、便や消化液が吻合部で停滞して腸閉塞を引き起こすことがある。

デノボがん

大腸がんのタイプの一種で、粘膜に直接できる平坦ながんのこと。粘膜下層までにとどまる早期のがんのケースに多くみられるが、進行や転移のスピードは速く、悪性度が高い。

転移《てんい》・転移巣《てんいそう》

「転移」とは、がんが最初に発生したところから他の臓器や組織に飛び火して増殖すること。最初にがんが発生したところを「原発巣」、転移したところを「転移巣」という。転移するルートには、①がんがリンパ管に侵入してリンパ節に流れて増殖し、リンパ液の流れに乗って遠くのリンパ節に広がる（リンパ行性転移）、②がん細胞が腸の細い静脈に侵入し、大腸から離れた臓器に流れついて増殖する（血行性転移）、③がんが腸の壁を突き破って腹膜に顔を出し、種が播かれたようにがん細胞が腹腔内に散らばり増殖する（腹膜播種）の3つがある。

な

内視鏡検査《ないしきょうけんさ》

内視鏡は、細長い管の先端に小型カメラとライトがついたファイバースコープとも呼ばれる手術器具のこと。大腸（下部消化管）内視鏡検査は、肛門から内視鏡を入れ、直腸および結腸の内部の状態を観察する。ポリープなどがある場合は、内視鏡を通して細い鉗子を入れてポリープを切除し、悪性の細胞がないかどうか調べることもできる。内視鏡には、気管支鏡、膀胱内視鏡などもある。

内視鏡的治療《ないしきょうてきちりょう》

内視鏡で体内の様子を見ながら、病変部を切除する治療法。体内の様子はモニター画面に映し出され、医師はそれを見ながら内視鏡的治療専用の器具を使って手術を行う。大腸の内視鏡的治療では、スネアというループ状のワイヤーを病変部の根元にかけ、高周波電流を流して切除することが多い。

肉腫《にくしゅ》

筋肉や神経、骨など、非上皮細胞から発生する悪性腫瘍のこと。悪性腫瘍は、どんな組織細胞から発生するかで分類されており、これを「組織型分類」という。主に臓器の外側や内側をおおう上皮細胞から発生したものを「癌腫」、上皮細胞以外（非上皮細胞）から発生したものを「肉腫」という。

は

標準治療《ひょうじゅんちりょう》

科学的根拠に基づいて、現在最も効果が高く安全性が認められている治療法のこと。大腸がんの場合は、大腸癌研究会の「大腸癌治療ガイドライン」が推奨する治療法が標準治療といえる。ただし、標準治療は、あくまでも一般的な患者さんに対する日常診療で望ましいとされる治療であり、患者さん一人ひとりの状態に合わせた最善の治療を、医師と患者さんおよび家族が十分話し合って決めることが、がん治療では欠かせない。

FOLFOX《フォルフォックス》療法《りょうほう》／FOLFIRI《フォルフィリ》療法《りょうほう》

手術では、がんをすべて切除できない進行・再発がんの薬物療法として、日本で使用が認められ、生存期間を延ばすと証明されている治療法。大腸がんの薬物療法の基本となる抗がん剤「フルオロウラシル（商品名・5-FU）」をベースに、FOLFOX療法は「オキサリプラチン」と「レボホリナートカルシウム」、FOLFIRI療法は「イリノテカン」と「レボホリナートカルシウム」を組み合わせて、3剤を併用する。

腹腔鏡手術《ふくくうきょうしゅじゅつ》

お腹に数カ所小さな穴をあけ、そこから特殊な手術器具や超小型のカメラ（腹腔鏡）を挿入して、モニター画面で内部を見ながら病変部やリンパ節の切除を行う手術。開腹手術に比べ、患者の体の負担が少なく回復が早いこと、高い技術力があれば開腹手術と同じ効果があることから、急速に普及が進んでいる。

腹膜播種《ふくまくはしゅ》

腹膜は、腹部の臓器（胃、大腸、膵臓、肝臓など）の表面または一部をおおっている半透明の薄い膜。大腸の粘膜に発生したがんが徐々に深く浸潤し、大腸の壁の最も外側にある漿膜を破ると、がん細胞が腹腔内（腹膜の内側）に散らばって増殖する。このがん細胞のかたまりが腹腔内に、種を播いたように散らばっていることから、腹膜播種と呼ぶ。

分化度《ぶんかど》

細胞が分裂・増殖を繰り返し、固有の形や機能をもった細胞へと変化していくことを「分化」といい、その程度を分化度という。同じ大腸がんでも、大腸の正常な細胞に近い細胞が増殖してできるもの（分化型がん）と、正常な細胞と大きくかけ離れた細胞が増殖してできるもの（未分化型がん）とがあり、分化の度合いによって悪性度が異なる。より分化しているほうが悪性度は低く、未分化であるほど悪性度は高い。分化度は、病変部の組織を採取し、顕微鏡で細胞を見て判断する。

分子標的治療薬《ぶんしひょうてきちりょうやく》

病気にかかわる特定の分子の働きを阻害することによって治療を行う薬。がんの場合、がん細胞が増殖したり、栄養を得るために新しい血管をつくったりするときには、特定の分子（たんぱく質）が働く。その働きを標的として阻害し、増殖や新しい血管ができるのを抑えるのが分子標的治療薬。大腸がんの分子標的治療薬としては、ベバシズマブ（商品名・アバスチン）、セツキシマブ（商品名・アービタックス）などがある。

PET検査《ペットけんさ》

PET（Positron Emission Tomography）は、画像検査のひとつで、「ポジトロン（陽電子）放射断層撮影法」による検査のこと。がん細胞が増殖するためには、正常細胞より3～8倍ものブドウ糖を必要とする。この性質を利用し、ブドウ糖に似た薬剤「FDG」を注射して、FDGががん細胞に集まるところを映し出す検査。がんの活動状態がわかるので、腫瘍が良性か悪性か、転移があるか、治療の効果などの判定に用いられる。全身をみることができるとされるが、頭頸部がん、食道がん、大腸がん、子宮体がん、卵巣がんなどでは力を発揮するものの、胃がんや肝臓がん、腎臓がん、子宮頸がんなどは苦手。

縫合《ほうごう》不《ふ》全《ぜん》

手術で縫合した（縫い合わせた）ところがうまくくっつかないこと。術後合併症のひとつで、正確には術後縫合不全という。栄養状態の悪い人、糖尿病の人などでリスクが高い。縫合不全の程度によって、しばらく様子をみたり、再手術したりして対処する。

放射線《ほうしゃせん》療法《りょうほう》

放射線を体外または体内から病巣に照射したり、放射性物質を含む薬剤を投与したりすることで、がん細胞を死滅させる治療法。放射線には細胞のＤＮＡを傷つけ、死滅させる作用がある。正常細胞も傷つけるリスクはあるが、がんにのみ高い放射線量をあてる照射法がいくつも開発され、がん治療で大きな力を発揮するようになった。

補完代替療法《ほかんだいたいりょうほう》

医学的、科学的に証明されてはいないものの、通常行われている治療法の助けになったり、かわりになる可能性があるもの全般をいう。漢方や鍼灸、インド医学のアーユルベーダ、自然食やサプリメント、健康食品など、がんに効くといわれる代替療法は多様にある。安全に利用することが第一で、病院の治療と相性のよくないものもあるため、主治医に相談することが大事である。

ホスピス

患者が抱える身体的、精神的、社会的、スピリチュアルな痛みに、患者や家族を中心に専門職とボランティアがチームを組んでケアにあたる。

ホルモン療法《りょうほう》

がんの中には、特定のホルモンによって増殖が促進される種類がある。そこで、そのホルモンを分泌している器官を切除したり、分泌を抑制する薬剤を投与する方法をホルモン療法という。たとえば、乳がんの場合は、女性ホルモンのエストロゲンによって増悪するため、卵巣からのエストロゲンの分泌を抑えるＬＨ－ＲＨアゴニストなどを投与する治療が行われる。がん細胞そのものを殺す治療法ではなく、補助療法として手術などと併用される。

ま

末期《まっき》がん

一般的に終末期のがんのことをいうが、医学的な言葉ではなく、いつからが末期がんという定義はない。

免疫細胞療法《めんえきさいぼうりょうほう》

患者の血液からリンパ球をとり出し、薬剤などを使って大量に増殖・活性化させて再び体内に戻す「活性化リンパ球療法」が代表的。リンパ球にはがん細胞を殺傷する力があり、免疫細胞療法では、活性化したリンパ球を大量に投与することで免疫力の向上をめざす。研究段階の治療であるため、受ける場合は全額自己負担となる。がん性の腹水や胸水、進行がんに対して、「自己腫瘍・組織を用いた自己リンパ球移入療法」などが、先進医療として認められている。

モルヒネ

医療用麻薬（オピオイド鎮痛薬）のひとつ。がんなどの痛みの治療に用いられる。WHO（世界保健機関）方式がん性疼痛治療では、痛みの程度に応じて医療用麻薬を使い分け、モルヒネは「強い痛み」に対して用いられる。医療用麻薬として、ほかに、コデイン、オキシコドン、フェンタニルがある。

や

薬《やく》物《ぶつ》療《りょう》法《ほう》

薬剤を使う治療を薬物療法といい、がん薬物療法では、抗がん剤、分子標的治療薬、ホルモン剤、免疫賦活剤が使われる。がんによる症状を抑えるためのステロイド薬や向精神薬、抗けいれん薬を使うことも広義の薬物療法に含まれる。

予《よ》後《ご》

医学的な見通しのこと。一般的に、どれくらい長く生きられるかという「生命予後」の意味で使われることが多いが、重い後遺症が残るかどうか、ふつうの生活に近い日常生活が送れるかどうかということも、「予後」という言葉の意味に含まれる。あくまでも見通しであって、確実なものではない。

ら

罹《り》患《かん》率《りつ》

ある病気について、一定期間に、ある集団で新たに診断された数を、その集団のその期間の人口で割った値。「人口10万人のうち何人（何例）がその病気にかかったか」で表現されることが多い。がんについては、がん全体、がんの種類ごとの罹患率が、厚生労働省から毎年公表されている。

リンパ節《せつ》郭《かく》清《せい》

がんの手術の際、がんの病巣部だけでなく、がんの周辺のリンパ節も同時に切除すること。リンパ節は、体じゅうに張りめぐらされたリンパ管（リンパ液が流れる道）の途中にあって、免疫に深くかかわる器官。がんはリンパ管を通って全身に広がっていく（リンパ行性転移）ため、転移している可能性のあるリンパ節を切除して、遠くのリンパ節や臓器への転移を防ぐ。

リンパ節《せつ》転《てん》移《い》

がんがリンパ節に転移したもの。がんの転移形式のうち、がん細胞がリンパ管を通ってリンパ節に流れ込み、そこで増殖するものを「リンパ行性転移」という。がんが進行すると、その臓器の周辺にあるリンパ節だけでなく、遠くのリンパ節にも転移する。

た行

な行

は行

さ行

索引

アルファベット・数字

あ行

か行

福長 洋介（ふくなが ようすけ）
がん研有明病院　大腸外科部長・消化器センター長
大阪市立大学医学部卒業後、同大学第二外科、マンチェスター大学ホープ病院リサーチフェロー、大阪市立総合医療センター、大阪市立十三市民病院等を経て現職。
日本外科学会指導医、日本消化器外科学会指導医、日本内視鏡外科学会技術認定医、日本大腸肛門病学会指導医。

薬物療法・監修
篠崎英司　がん研有明病院　消化器化学療法科医長

ストーマケア・監修
松浦信子　WOCナース、がん研有明病院　患者・家族支援センター WOC支援部

装丁　今井悦子（MET）
装画　Yuzuko
本文デザイン　植田尚子
本文イラスト　横井智美　シママスミ
編集まとめ　内藤綾子
編集担当　平野麻衣子（主婦の友社）

本書は2016年刊行の『大腸がん』に最新の情報を加えて改訂したものです。

大腸《だいちょう》がん

2021年2月20日　第1刷発行
2024年6月10日　第4刷発行

著　者　福長洋介《ふくながようすけ》
発行者　平野健一
発行所　株式会社主婦の友社
〒141-0021　東京都品川区上大崎 3-1-1 目黒セントラルスクエア
電話 03-5280-7537（内容・不良品等のお問い合わせ）049-259-1236（販売）
印刷所　大日本印刷株式会社

 ISBN978-4-07-446629-0